肺癌机器人辅助袖式切除术

ATLAS OF ROBOTIC SLEEVE RESECTION FOR LUNG CANCER

主　编　矫文捷

副主编　赵艳东　邱　桐　玄云鹏　孙　晓　秦　毅
　　　　徐　静　褚秀美　周海清

编　者（以姓氏笔画为序）
　　　　于文成　王红梅　王茂龙　付军桦　玄云鹏
　　　　田凯华　刘　傲　刘大海　刘英志　孙　晓
　　　　杨荣华　邱　桐　沃　杨　杜文兴　宋桂松
　　　　张东旸　周海清　赵艳东　秦　毅　徐　静
　　　　徐荣建　矫文捷　韩　斌　董燕亭　褚秀美

人民卫生出版社
·北 京·

图书在版编目（CIP）数据

肺癌机器人辅助袖式切除术 / 矫文捷主编 . —北京：人民卫生出版社，2021.11

ISBN 978-7-117-32316-1

Ⅰ. ①肺… Ⅱ. ①矫… Ⅲ. ①机器人技术–应用–肺癌–胸腔外科手术 Ⅳ. ①R734.2

中国版本图书馆 CIP 数据核字（2021）第 219351 号

| 人卫智网 | www.ipmph.com | 医学教育、学术、考试、健康，购书智慧智能综合服务平台 |
| 人卫官网 | www.pmph.com | 人卫官方资讯发布平台 |

肺癌机器人辅助袖式切除术
Feiai Jiqiren Fuzhu Xiushi Qiechushu

主　　编：矫文捷
出版发行：人民卫生出版社（中继线 010-59780011）
地　　址：北京市朝阳区潘家园南里 19 号
邮　　编：100021
E - mail：pmph @ pmph.com
购书热线：010-59787592　010-59787584　010-65264830
印　　刷：廊坊一二〇六印刷厂
经　　销：新华书店
开　　本：787 × 1092　1/16　印张：10
字　　数：243 千字
版　　次：2021 年 11 月第 1 版
印　　次：2022 年 1 月第 1 次印刷
标准书号：ISBN 978-7-117-32316-1
定　　价：139.00 元

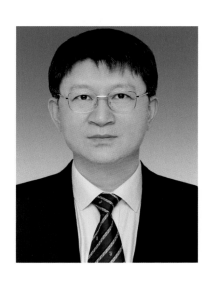

　　矫文捷,医学博士,主任医师,现任青岛大学附属医院胸外科国家临床重点专科建设项目主任,博士研究生导师。2004年博士毕业于首都医科大学,先后师从我国著名胸外科专家陈玉平教授和王天佑教授。擅长机器人与胸腔镜辅助胸部疾病微创手术。在国内较早开展机器人辅助袖式及双袖式肺叶切除术用以治疗复杂中央型肺癌,后逐渐改良手术技术、优化手术流程。先后获中国抗癌协会科技奖、山东省科学技术进步奖和中华医学科技奖等。兼任中国医师协会医学机器人医师分会副会长,中国医疗保健国际交流促进会内镜腔镜外科分会副主任委员,中国医师协会胸外科医师分会微创学组副主任委员,中国抗癌协会肿瘤人工智能专业委员会常务委员,中国研究型医院学会胸外科学专业委员会常务委员,中国医学基金会胸外科科研项目常务委员,山东省医学会胸外科学分会副主任委员,青岛市医学会首届胸外科学分会主任委员,国际肺癌研究协会(International Association for the Study of Lung Cancer, IASLC)会员。

近 20 年来,我国胸外科取得了革命性的发展,正在由传统胸外科向微创、精准和加速康复胸外科演变。以电视胸腔镜外科手术(video-assisted thoracic surgery, VATS)和机器人辅助胸外科手术(robot-assisted thoracic surgery, RATS)为代表的微创胸外科手术已经成为目前胸外科的主要手术方式。机器人辅助手术应用现代人工智能手术系统,获得了高清晰度和稳定的三维手术视野,实现了灵活、高精准度的复杂手术操作,从而达到安全、精准、高效地完成复杂肺癌手术及胸外科其他手术的目的。随着人工智能科技的飞速发展,机器人辅助手术的普及和发展已成为未来微创、安全、精准、高效外科手术技术的发展方向。

肺癌的袖式切除术包括袖式肺叶切除术,袖式肺段切除术,袖式气管、支气管切除术,以及合并肺动脉袖式切除术或肺动脉成形术等。这类手术旨在既完全切除癌组织,又最大限度地保存正常肺组织,是目前肺癌手术中最复杂的高难度技术。应用机器人辅助手术系统进行这类手术更为微创、安全、精准、高效。

2002 年,美国首先应用达芬奇机器人进行肺手术。2006 年,我国开始引进机器人进行胸外科手术,截至 2020 年 12 月 31 日,我国机器人胸外科手术已达 24 836 例。2011 年,世界首例机器人袖式肺叶切除术成功进行;2015 年,上海市胸科医院首先成功地报道了机器人袖式肺叶切除术。

2016 年,青岛大学附属医院矫文捷教授团队报道 1 例达芬奇机器人辅助左肺下叶袖式切除术;2017 年又报道了机器人辅助左肺上叶及肺动脉双袖式切除术;至 2020 年底共完成各式机器人辅助肺癌袖式切除术达 100 余例。几年来,矫文捷教授团队在机器人辅助肺手术尤其是袖式肺切除术方面做了大量工作,取得了巨大成绩,总结了丰富的宝贵经验,并将该手术与传统开胸及 VATS 袖式肺切除术进行了对比研究,在技术上进行了许多创新,他们的工作在国内肺癌机器人辅助袖式切除术领域进入了领先行列,并在国外进行报道和交流且获得好评,具有一定的国际影响力。

矫文捷教授根据他们团队实践和研究的资料,参阅文献,编著了《肺癌机器人辅助袖式切除术》。这本专著集中反映了他们的成就,系统详细地介绍了机器人辅助袖式肺切除术的进展、理论基础、达芬奇机器人辅助手术系统及器械、手术适应证和禁忌证、围手术期管理、麻醉、手术流程和手术技巧,尤其是切除和重建的技巧,特别是详细介绍了各部位和各种袖式切除术的具体步骤和细节,以及与传统开放手术和 VATS 手术的比较结果。

本书内容详尽,语言精练,图文并茂,以图为主,辅以视频,便于胸外科医师和读者学习和掌握,是我国首部系统论述肺癌机器人辅助袖式切除术的专著,也是一本难得的、先进实用的优秀著作。本书的出版必将对我国肺癌机器人辅助袖式切除术的进步,乃至对我国肺外科及胸外科的发展起到明显的推动作用。

中国医师协会胸外科医师分会原会长
中华医学会胸心血管外科分会原副主任委员
首都医科大学附属北京友谊医院胸外科教授

王天佑

2021 年 5 月

胸外科微创手术已经成为治疗肺癌的主流手术方式,其中包括肺叶切除、支气管成形袖式肺叶切除和肺动脉支气管袖式肺叶切除等。随着对机器人辅助手术功能运用能力的提高和进一步研究,达芬奇机器人在胸外科的临床应用适应证逐步扩大。2011 年,Schmid 医师报道第一例机器人辅助袖式右肺上叶切除术,术中的支气管吻合步骤完全通过外科医师操控机器人完成。在我国,矫文捷教授的团队开展了较多例机器人辅助下的多种支气管袖式肺切除手术。矫文捷教授提出的机器人辅助下 2 针 3-0 不可吸收缝线半连续缝合法,能够降低吻合难度,提高吻合效率,为进一步开展机器人中央型肺癌根治术做出了有益探索。他们的临床研究成果也得到了国际同行的认可,先后被国际权威期刊《胸外科年鉴》(*Annals of Thoracic Surgery* , ATS)和《胸心血管外科杂志》(*Journal of Thoracic and Cardiovascular Surgery* , JTCVS)选为当月封面文章。其一项研究成果更是被 JTCVS 评价为 2020 年度重点论文。美国哈佛大学 Michael Lanuti 教授等人认为矫文捷教授团队的研究成果展示了复杂肺癌微创手术的演变,是微创外科手术领域的重要进展(JTCVS, 2021)。

尽管矫文捷教授团队取得了很大的成功,但是他们并未止步于此,而是及时总结经验,精心撰写了这本书——《肺癌机器人辅助袖式切除术》,广大同行必将从中受益。

本书总结了矫文捷教授团队机器人辅助袖式肺叶切除术的经验和体会,涵盖多种肺癌机器人辅助袖式切除术的临床应用实例,以手术图片为主,详述手术步骤和注意事项。内容翔实,值得学习,可为从事或将要从事机器人辅助手术的胸外科主治医师、住院医师和研究生提供较多学习的好素材。

中国医师协会医学机器人医师分会副会长
中国医师协会医学机器人医师分会胸外科学组组长
上海交通大学附属胸科医院肺部肿瘤临床医学中心
罗清泉
2021 年 5 月

随着胸外科微创技术的发展和进步,机器人辅助肺部手术已经成为肺外科手术的重要组成部分,特别是在中央型肺癌等复杂手术时彰显出明显的优势。

肺癌对人类健康的威胁日趋严重,肺癌死亡率居各类肿瘤的首位。多学科综合治疗是目前的治疗原则,早期发现、早期诊断、个体化、精准化是目前的主要治疗模式。在局部晚期患者多学科治疗的过程中,手术仍是目前非常有效的措施,也是个体化和精准化模式的体现。

2011 年,奥地利的 Schmid 医师报道了第一例达芬奇机器人辅助袖式肺叶切除术,揭开了机器人辅助手术治疗复杂中央型肺癌的序幕。青岛大学附属医院胸外科机器人团队自 2014 年 10 月开始实施机器人辅助手术,迄今已经成功完成各类机器人辅助胸外科手术 1 300 余例。《肺癌机器人辅助袖式切除术》一书通过阐述机器人辅助袖式肺叶切除术、机器人辅助袖式肺叶切除术联合肺动脉成形术、机器人辅助袖式肺段切除术及机器人辅助袖式气管隆突切除术的基础理论与实践,并利用大量的图片且辅以手术视频,详细介绍了病灶切除、组织重建的细节,向读者提供了许多有益的专业知识和操作技巧,这也正是青岛大学附属医院胸外科机器人团队的无私奉献。《肺癌机器人辅助袖式切除术》一书的出版,一定会成为胸外科从事机器人辅助手术的年轻医师有所帮助的参考书籍。

青岛大学附属医院院内终身医学专家

青岛大学附属医院胸外科名誉主任

沈　毅

2021 年 5 月

前　言

目前，胸外科微创手术已经成为治疗肺癌的主流方式。2006年，达芬奇机器人辅助手术系统开始在中国大陆装机使用。2009年，上海市胸科医院罗清泉教授团队完成了中国大陆第一例机器人辅助肺切除手术。达芬奇机器人辅助手术系统凭借其高清三维的视野和灵活的机械手臂等优势，促进了精准胸外科微创手术技术的发展和进步。

针对多数中央型肺癌及部分伴有肺门淋巴结转移的周围型肺癌，支气管袖式肺切除术能够保留更多肺组织，降低术后并发症，提高患者生活质量，并获得较好的长期生存。2011年，奥地利Schmid医师报道第一例达芬奇机器人辅助袖式肺叶切除术，揭开了机器人辅助手术治疗复杂中央型肺癌的序幕。2015年，上海市胸科医院国内首次报道机器人辅助袖式肺叶切除术。青岛大学附属医院胸外科机器人团队自2014年10月开始实施机器人辅助手术，迄今已经成功完成各类机器人辅助胸外科手术1 300余例，其中包括100余例多种袖式肺切除术。

编者总结了团队近几年肺癌机器人辅助袖式切除术的经验和体会，将其整理成册。全书共分为五章，包括总论、机器人辅助袖式肺叶切除术、机器人辅助袖式肺叶切除术联合肺动脉成形术、机器人辅助袖式肺段切除术及机器人辅助袖式气管隆突切除术。本书涵盖多种机器人辅助袖式肺切除术的临床应用实例，以手术图片为主，详述手术步骤和注意事项。书中收录的近400幅手术图片及6段手术视频均来自青岛大学附属医院胸外科机器人辅助手术团队，内容翔实，希望能为从事或将要从事机器人辅助手术的胸外科主治医师、住院医师和研究生提供参考。

本书的出版离不开赵艳东、玄云鹏、邱桐、孙晓、秦毅、刘大海、刘傲、沃杨、董燕亭等的辛勤劳动，也凝聚了团队每一位编者的智慧和汗水。

鉴于机器人等微创精准技术在国内外发展迅猛，加之编者水平和编写时间有限，书中不足之处，敬请各位同道批评指正。

中国医师协会医学机器人医师分会副会长

青岛大学附属医院胸外科主任

矫文捷

2021年5月

目　录

视频目录

第一章

总　论

第一节　机器人辅助袖式切除术进展

　　最原始的"机器人"概念,在中外历史上都有相关记载。从文献记录或保存的文物上我们知道,众多历史上的发明家、数学家,或是能工巧匠,都曾尝试使用自然的驱动力量,而非人力,让设计精密的仪器设备模仿人或动物运转起来。从我国历史上的著名工匠鲁班,到公元前 4 世纪的古希腊数学家阿契塔(Archytas),都有与之相关的飞行机械设计的故事或理念流传下来,可以说是涉及了机器的雏形。到了文艺复兴时期,意大利科学家达芬奇(Da Vinci)于 1495 年左右,设计并制造了第一部人形的铠甲士兵装置,可以模仿人的关节及四肢活动,可称为是人形机器的鼻祖。关于"robot"一词,最早由捷克剧作家 Joseph Capek 在其一部科幻剧中采用,是从斯拉夫语"robota"转化而来,原意是指"被强迫的劳动力"。后来,成为被人们普遍接受的英文词汇,泛指那些没有自由意志,而可以为人类服务的自动器械或装置,也就是我们现在所说的"机器人"。

　　从第二次工业革命开始,随着电气化产品及技术的发展,机器人在人类生活的各个领域开始发挥巨大作用。外科手术中的辅助机器人,最早出现于加拿大温哥华。1984 年,命名为"Arthrobot"的机器人辅助完成了第一例脊柱外科手术。随后,台上护士机器人、CT 引导穿刺机器人、检验科辅助机器人等多种医疗机器人开始大量发展。1992 年出现的 Robodoc,是应用于髋关节置换的一款机器人,也是美国食品药品监督管理局(Food and Drug Administration, FDA)批准的首个手术用机器人。

　　目前,广泛应用于临床的机器人系统是达芬奇机器人辅助手术系统,由位于美国加利福尼亚州森尼维尔市的 Intuitive Surgical 公司生产,2000 年 6 月得到美国 FDA 批准应用于临床手术。达芬奇机器人辅助手术系统自面世以来,已经过四代革新,目前的第四代系统平台包括 X、SP 及 Xi 三种型号。其中,SP 型专为单孔手术设计。目前在国内医院,装机系统主要型号为 Si 及 Xi,是第三及第四代手术平台。截至 2020 年 12 月 31 日,中国大陆装机 224台,其中 Xi 型 137 台,Si 型 77 台,S 型 10 台。

　　2002 年,Melfi 报道 12 例达芬奇机器人辅助肺切除术。此后,达芬奇机器人辅助肺切除术在国际上逐步开展。我国的达芬奇机器人辅助胸外科手术始自 2009 年,上海市胸科医院罗清泉教授团队完成了中国第一例机器人胸外科肺切除手术。2011 年,易俊等报道 22 例机器人辅助肺部手术。2013 年,王述民等报道肺癌机器人辅助手术及淋巴结清扫的经验总结。截至 2020 年 12 月 31 日,中国国内至今共计开展机器人辅助手术 190 174 例,其中机

1

器人辅助胸外科手术 24 836 例。目前国内外众多学者普遍认为,达芬奇机器人辅助常规肺切除术的安全性和可行性是可以接受的。

支气管肺袖式切除术,最早见于英国医师 Clement Price Thomas 爵士的报道。1947 年,Thomas 医师完成世界第一例支气管右肺上叶袖式切除术。1955 年,Paulson 和 Shaw 总结了 18 例患者,均为各种良性病变而接受袖式肺叶手术的患者。1959 年,Johnston 和 Jones 报道了一组 98 例肺癌患者的袖式肺叶切除手术经验。自此,袖式肺叶切除术的安全性、可行性和远期肿瘤学结果被广泛认可。随着微创技术的发展,肺癌袖式肺叶切除术也进入了微创手术时代。2002 年,意大利医师 Santambrogio 报道了第一例电视胸腔镜外科手术(video-assisted thoracic surgery,VATS)左肺下叶袖式切除术。

达芬奇机器人辅助手术系统具有高清且稳定的 3D 术野,以及灵活的机械臂操作。理论上,相较于传统胸腔镜来说,往往越是复杂手术,越能体现机器人辅助手术系统的安全性和可行性,尤其适合完成气管支气管吻合操作。

2006 年,美国 Ishikawa 医师以 letter 形式报道了 1 例尸体袖式肺叶切除术的尝试。

2011 年 6 月,奥地利 Schmid 医师报道了世界第一例机器人辅助袖式肺叶切除术治疗中央型肺癌,患者是一位 30 岁的意大利女性,低度恶性神经内分泌肿瘤阻塞右肺上叶支气管开口,首先使用传统胸腔镜切除右肺上叶,然后换为达芬奇机器人辅助手术系统,三机械臂实施支气管端端吻合,使用连续缝合法,注水膨肺发现吻合口少许漏气,间断缝合修补成功。手术时间为 364 分钟,包括 60 分钟机器人装机、撤机,50 分钟支气管吻合,术后恢复好。达芬奇机器人辅助手术系统在支气管袖式肺叶切除术中的最初尝试是成功的,结果令人鼓舞。

2019 年 2 月,中国青岛大学附属医院矫文捷团队报道了第一例机器人辅助袖式气管切除术 + 端端吻合术,手术及术后恢复顺利。

目前,达芬奇机器人辅助袖式肺叶切除术在治疗肺部肿瘤领域中的应用稳步发展。尤其是中国胸外科医师在此领域做了大量工作,并取得了较好的临床效果。

2015 年 12 月,中国上海市胸科医院潘旭峰、施建新教授报道 1 例肺癌辅助化疗后机器人辅助不典型袖式肺叶切除术(左肺下叶 + 左肺上叶舌段),4-0 聚丙烯不可吸收缝线连续吻合两端支气管,未包埋吻合口,总手术时间为 245 分钟,术后恢复好。

2016 年 3 月,美国 Cerfolio 教授报道了 7 例达芬奇机器人辅助袖式肺叶切除术及 1 例袖式右中间段支气管切除术。术中使用机器人 0° 摄像头、四机械臂,封闭式全孔法,并使用 CO_2 人工气胸;支气管吻合使用可吸收缝线间断吻合软骨部,连续缝合膜部,最后用前纵隔胸腺组织覆盖吻合口右侧部。术后无 90 天死亡,无主要并发症,仅 1 例出现短期心房颤动。术后 6 个月内支气管镜复查未见吻合口狭窄。

2016 年 4 月,中国青岛大学附属医院矫文捷团队报道 1 例机器人辅助袖式左肺下叶切除术,手术顺利。

2016 年 7 月,中国台湾 Lin 和 Lee 医师报道 6 例达芬奇机器人袖式肺叶切除术,包括 1 例双袖式肺叶切除术。4-0 可吸收缝线连续吻合。平均总手术时间为 436.7 分钟。术后无死亡,发生 1 例吻合口狭窄、1 例肺炎。

2016 年 12 月,中国上海潘旭峰、陈海泉教授等总结报道 21 例机器人辅助袖式肺叶切除术,包括 4 例双袖式肺叶切除术。其中 19 例切除术后显微镜下无残留,平均手术时间为

158.4 分钟,外科医师操作时间为 120.4 分钟,支气管及肺动脉重建均使用聚丙烯不可吸收缝线连续缝合。术后病理显示鳞癌占 66.7%。术后总体并发症率为 19.0%,包括皮下气肿、心律失常、肺炎等,术后 30 天死亡率为 4.8%。证实机器人辅助袖式肺叶切除术技术上是可行的,术后短期效果亦可接受。

2017 年 1 月,中国青岛大学附属医院矫文捷团队报道 1 例机器人辅助双袖式左肺上叶切除术及其技巧,无损伤血管阻断钳分别阻断肺动脉受累部分近、远端,环形切除一段受累及的肺动脉,重建过程先用 5-0 聚丙烯不可吸收缝线端端吻合肺动脉两端,再用 3-0 聚丙烯不可吸收缝线端端吻合支气管两端。术后病理为原发性肺副神经节瘤。

2018 年 4 月,中国上海交通大学医学院附属瑞金医院李鹤成教授报道 3 例机器人辅助袖式切除术,其中 1 例为保留肺组织的左舌段支气管切除重建术,均使用连续 + 间断的方式重建呼吸道。

2018 年 7 月,中国上海市胸科医院潘旭峰、施建新教授等报道 4 例机器人辅助双袖式肺叶切除术的手术技巧。

2019 年 7 月,中国青岛大学附属医院矫文捷团队报道 67 例机器人辅助袖式肺叶切除术的临床研究,支气管重建均使用半连续吻合法,3-0 聚丙烯不可吸收缝线,术后未出现支气管吻合口瘘等并发症,术后 2 年无复发生存率为 81.3%。

2019 年 11 月,中国青岛大学附属医院矫文捷团队报道本中心开放式手术、胸腔镜手术和达芬奇机器人辅助手术三种方式实施袖式肺叶切除术的临床比较研究,共计 188 例。经过倾向评分加权法统计分析,结果显示,达芬奇机器人辅助手术组术中出血量较少,手术时间较短,且有显著性差异。术后并发症方面与胸腔镜手术组及开放式手术组相当。术后 3 年总生存率在达芬奇机器人辅助手术组是最高的(达到 89.7%)。

肺癌机器人辅助袖式切除术的临床应用,如何能够为那些接受手术的肺癌患者带来最大获益,仍有很多临床课题需进一步研究。其中,在生活质量和术后疼痛等方面,仍需随机对照研究进行分析比较。同时,手术的远期效果也有待进一步观察。此外,机器人辅助手术涵盖多种不同的入路方式,包括机械臂的使用数量、是否使用 CO_2 人工气胸及辅助切口的选择和布局等,还未有确切统一的模式。

近些年来,随着微创、精准手术的理念日渐深入,且得益于硬件设备的推陈出新,尤其是在工程学、人工智能等软硬件领域日新月异的进步,未来的机器人辅助胸外科必将会有更大的发展空间。

第二节　达芬奇机器人辅助手术系统

一、系统组成

达芬奇机器人辅助手术系统由外科医师控制台、床旁机械臂系统和成像系统三部分组成,三部分可同时安装于同一间手术室内。

1. 外科医师控制台　主要由显示目镜、操作手柄及踏板等组成。主刀医师坐在控制台中,位于手术室无菌区之外,使用双手操纵两个主控制器,使用脚(通过脚踏板)来控制器械和一个三维高清内镜,并通过高灵敏度的运动触发传感器传到机械手末端,机械臂及其末端的机械手与外科医师的双手同步运动,甚至拥有超越人手的多个活动角度,克服了传统胸腔镜手术在器械灵活度方面的众多不足。

2. 床旁机械臂系统　位于患者手术台旁,由3~4个可不同方向活动的机械臂组成,每个机械臂又因不同的手术目的,可配合搭载相应的专门手术器械。实际操作中,床旁系统需由专门的助手医师或护士操作,安装专门的手术器械,并连接于患者的相应手术区域。

3. 成像系统　内装有外科手术机器人的核心处理器以及图像处理设备,在手术过程中位于无菌区外,可由巡回护士操作,并可放置各类辅助手术设备。外科手术机器人的内镜为高分辨率三维镜头,对手术视野具有10倍以上的放大倍数,能为主刀医师带来患者体腔内三维立体高清影像,使主刀医师较普通腹腔镜手术更能把握操作距离,更能辨认解剖结构,提升了手术的精确度。

二、系统特点

1. 机器人辅助手术系统具有双眼立体视觉,可精确感知深度和光学分辨率。与传统胸腔镜的二维视野相比,其超高清三维视野更加立体、真实,摄像头具有放大10倍视野的功能,有利于更加精细的显微操作。

2. 机器人机械臂末端的机械手可在胸腔内达到和人手一样的灵活度,自由俯仰、旋转、抓握等,尤其在狭小空间的精细操作,优势更为明显。

3. 具备震颤过滤功能,传感器能自动识别主刀医师需要的实际动作,自动忽略震颤,有助于更稳定、更精准的操作。

4. 机器人辅助手术系统具有减幅功能,即将主刀医师手上较大距离的移动转换成机械手较小距离的动作,以便做出更加精细的操作。

5. 机器人辅助手术系统具有稳定的摄像头支架,其镜头臂由主刀医师在控制台上直接控制,可以实现精细的近景解剖与完整的全景视野的结合。此外,摄像头支架也解放了助手,使得台上助手可以进行替他辅助操作。

当然,达芬奇机器人辅助手术系统也仍有一定不足。手术医师远离患者,需要床旁助手更好的配合,尤其是遇到需要中转开胸等意外情况时。目前的系统上,机械臂的控制缺乏力反馈,是未来系统升级需要改进之处,但镜头由主刀医师控制,目镜中看到的放大、高分辨率的立体图像,可一定程度弥补力反馈的缺乏。另外,机器人手术的耗材仍比较昂贵,维护保养耗费不赀,费用高在一定程度上限制了机器人的应用。

三、专用手术器械

达芬奇机器人辅助手术系统常用的手术器械包括:单极电凝钩、双极电凝钳、双孔抓钳、大号持针器、单极剪刀、尖嘴双极抓钳、结扎夹、自动结扎钳、超声刀等(图1-2-1)。

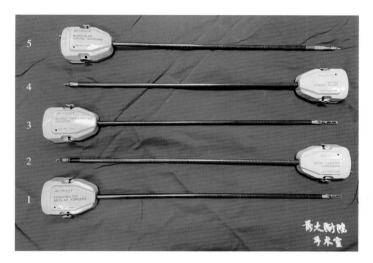

图 1-2-1　达芬奇机器人辅助手术常用器械

1. 双极电凝钳；2. 单极电凝钩；3. 双孔抓钳；4. 大号持针器；
5. 单极剪刀。

第三节　机器人辅助袖式肺叶切除术
主要适应证和禁忌证

机器人辅助袖式肺叶切除术的适应证及禁忌证，本质上与胸腔镜及开放切口袖式肺叶切除手术相同。

一、主要适应证

1. 中央型肺癌原发病灶位于肺叶支气管开口处。

2. 中央型或周围型肺癌 N1 站（如肺门、叶间）转移淋巴结累及肺叶支气管起始部壁外。

3. 已行标准肺叶切除术后，术中冷冻病理检查发现支气管断端癌细胞残留。

4. 中央型转移性肿瘤。

5. 各种来源的良性支气管狭窄，如结核性支气管狭窄等。

6. 创伤性主支气管破坏。

二、主要禁忌证

机器人辅助袖式肺叶切除术的主要禁忌证包括高危患者（伴有严重心、肺、脑、肝等疾病）、不能耐受手术的患者；袖式切除术不能达到根治目的，可能导致肿瘤残留的患者。

第四节　机器人辅助袖式肺叶切除术围手术期管理

一、术前准备

1. 术前常规化验检查　血、尿、便常规，凝血功能，血清感染筛查，生化常规检验及血型检验等。

2. 术前心、肺功能评估　心电图、心脏超声、肺功能检查，必要时行冠状动脉 CT 检查、冠状动脉造影检查、平板运动试验等。

3. 支气管镜检查　通过支气管镜做病变部位活体组织检查（简称"活检"）病理诊断，明确病变位置及其同支气管的关系。

4. 胸部 CT 动态增强扫描，必要时给予 CT 三维重建，评估病变同血管、支气管及周围重要脏器的相对关系。

5. 全身 PET/CT 检查，腹部超声检查，核素骨扫描，浅表淋巴结超声及颅脑 MRI 检查。

6. 从至少术前 1 周开始进行呼吸功能锻炼，充分戒烟等。

7. 部分病例可在完成活检病理诊断后，组织多学科联合会诊，确定治疗方案，必要时先行辅助化疗、放疗、靶向治疗或免疫治疗等。

二、基本手术流程

1. 安装摄像头臂、其他机械臂及器械后，首先探查胸腔，若发现肿瘤播散或累及重要脏器，无法根除，则考虑终止手术，或因肿瘤根治原因，无法行袖式切除术，则考虑行全肺切除术等备选手术方式。

2. 若考虑袖式肺叶切除术可行，则首先沿下肺韧带，肺门后、上及前方等顺序充分游离，并清扫肺门、纵隔淋巴结。肺癌肺叶切除术术中的操作顺序可遵循通用准则。笔者建议在处理血管或支气管之前，先将其周围淋巴结切除，便于分离和处理，同时也更加符合肿瘤学原则。

3. 可以将小纱布块预先卷好，丝线捆绑成长条形，从套管内置入胸腔，放在手术区域旁边。目的：用于吸收术中分离过程的血液；协助抓钳挡开肺组织以显露手术野；必要时压迫止血。

4. 解剖肺动静脉　主刀引导助手经辅助切口或辅助孔置入内镜下直线型切割缝合器，根据不同肺叶内的血管位置关系选择离断顺序。直线型切割缝合器可以根据需要，由台上助手从任意操作孔置入。

5. 支气管游离充分后，更换 1 号臂器械为单极剪刀，在距离肿瘤 1~2cm 处剪开主支气管及远端支气管，尽量做到切缘平整。

6. 将切除的肺组织置入取物袋或乳胶手套后经辅助操作口取出。标本快速送病理检查，若支气管切缘为阴性，则进行支气管吻合。若结果为阳性，则行扩大切除，或更改手术方式。

7. 使用 3-0 聚丙烯不可吸收缝线连续缝合,完成两侧支气管端端吻合,打结。注水膨肺,确认吻合口无漏气。如发现漏气,则需要缝合修补。如联合肺动脉成形术,则使用 5-0 聚丙烯不可吸收缝线连续缝合。

三、术后管理

1. 患者术后回胸外科普通病房或监护室。给予头高仰卧位,心电监测,保持胸腔闭式引流管通畅。术后当日开始给予术后呼吸功能锻炼。术后第 1 天恢复半流质饮食,拔除尿管后下床活动。

2. 术后根据病情复查血常规,生化,血液、胸腔引流液培养,动脉血气分析及胸部 X 线检查。

3. 胸腔闭式引流 当胸腔闭式引流无持续漏气、引流液 24 小时少于 200ml 后即可拔除。

4. 加强术后呼吸道管理 鼓励患者适度咳嗽排痰,采取半卧位并协助患者排痰,也可以使用振动排痰机,以保证呼吸道通畅;对排痰困难和肺不张的患者,及时进行纤维支气管镜吸痰。

5. 有效镇痛 采用预防、按时、多模式的镇痛策略。

6. 预防性抗凝药物使用可以减少患者术后静脉血栓栓塞症的发生。

7. 预防性合理应用抗生素。

8. 出院前或术后 1 个月复查支气管镜,了解吻合口情况。

第五节　麻醉方式、患者体位、切口及手术室配置

在机器人辅助肺部手术中,麻醉、患者体位、切口、手术室配置等环节对达芬奇机器人辅助手术的顺利进行有重要意义。不合适的选择会使手术难度成倍增加,影响手术进度,增加并发症的发生。

一、麻醉方式

患者取仰卧位,进行全身麻醉诱导,左侧或右侧双腔气管插管。必要时也可选用支气管球囊阻断和支气管内高频喷射通气。

二、患者体位

双腔气管插管位置确定后,患者取健侧卧位,术侧向上,放置腋窝垫,将胸部垫高。手术台在肩胛骨下角至髂脊之间的区域弯曲呈折刀位,以加宽肋间隙;同时防止患者髋部受镜头臂压迫受损及镜头臂活动受限(图 1-5-1)。患侧上肢屈曲于头前,健侧上肢外展。患者下半身使用取暖器保温。

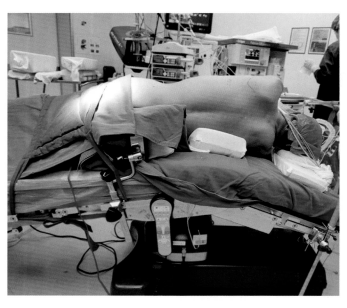

图 1-5-1   患者体位

三、切口

（一）选择切口位置的注意事项

1. 各机械臂通过的穿刺器（trocar）之间保持足够间距如 8~10cm，防止操作过程中各机械臂及器械互相干扰。

2. 各穿刺器（trocar）与手术区域保持适当的距离，以保证各机械臂之间有足够角度的夹角。

3. 确保机械臂器械可轻易到达胸腔内任何位置。

4. 注意辅助切口位置的选择，尽量减少机械臂对助手操作的干扰。

另外，操作孔的位置并非固定不变，可根据患者身材、胸廓形状及大小、肋间隙情况及病变位置做出酌情调整。切口部位的合理布局有利于避免操作过程中机械臂的相互碰撞。

（二）不同手术方式切口分类

1. 机器人辅助肺部手术切口选择常见分类　①根据是否采用辅助切口，可分为封闭式全孔法（使用 CO_2 人工气胸）和含辅助切口法（不使用 CO_2 人工气胸）；②根据机械臂的数量，可分为三臂法和四臂法；③根据操作孔数量的分布，常见的可分为五孔法和四孔法。此外，国内有医师开展三孔法、两孔法（单操作孔法）、纯单孔法等机器人辅助肺手术。

2. 具体操作

（1）左侧三臂四孔法：选取左侧腋中线第 7 肋间为进镜孔，镜头视野可以覆盖整个胸腔。肩胛下角线第 7 肋间、腋前线与锁骨中线之间第 4 肋间为器械孔，进 1、2 号机械臂。腋前线第 6 肋间 2~3cm 切口为辅助操作孔，术中操作及置入切割缝合器较为便捷，距活动度较大的 2 号机械臂较远，可有效避免与机械臂的互相干扰（图 1-5-2）。

（2）右侧三臂四孔法：右侧三臂法与左侧三臂法类似，选取右侧腋中线第 7 肋间为进镜孔，腋前线与锁骨中线之间第 4 肋间、肩胛下角线第 7 肋间为器械孔，进 1、2 号机械臂。腋前线第 6 肋间 2~3cm 切口为辅助操作孔（图 1-5-3）。

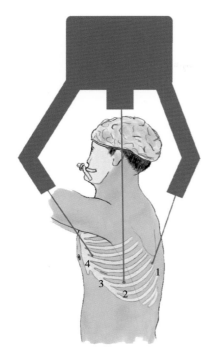
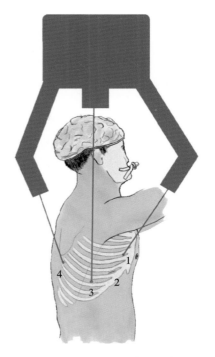

图 1-5-2 左侧三臂四孔法

1：第 7 肋间进 1 号机械臂；2：第 7 肋间
进镜头臂；3：第 6 肋间为辅助操作孔；
4：第 4 肋间进 2 号机械臂。

图 1-5-3 右侧三臂四孔法

1：第 4 肋间进 1 号机械臂；2：第 6 肋间
为辅助操作孔；3：第 7 肋间进镜头臂；
4：第 7 肋间进 2 号机械臂。

（3）左侧四臂五孔（封闭式全孔）法：左侧腋中线第 8 肋间为进镜孔，肩胛下角线第 8 肋间、腋前线第 7 肋间、腋前线与锁骨中线之间第 5 肋间为器械孔，进 1、2、3 号机械臂器械。腋后线第 9 肋间为辅助操作孔，进穿刺器接气腹机，建立人工气胸（图 1-5-4）。

（4）右侧四臂五孔（封闭式全孔）法：右侧切口布局与左侧略有不同。右侧腋中线第 7 肋间为进镜孔，腋前线与锁骨中线之间第 4 肋间、腋后线与肩胛下角线之间第 8 肋间、肩胛下角线第 9 肋间为器械孔，进 1、2、3 号机械臂器械。腋前线第 6 肋间为辅助操作孔。腋前线第 6 肋间为辅助操作孔，进穿刺器接气腹机，建立人工气胸（图 1-5-5）。

四、手术室配置

1. 观察孔切口完成后，巡回护士调整机器人手术车位置于患者头侧，手术车的中轴线位置必须与观察孔和患者身体长轴一致，以避免在机械臂安装后，在术中发生互相碰撞。左右两侧的布局是相似的。需要特别注意的是，只有当患者体位、手术车位置均调整到适当位置后，才能调整机械臂位置，从患者头部上方以 15° 的角度进入手术区域，在患者头部和肩部上方打开机器人各手臂，与穿刺器连接固定在一起，先置入摄像头，然后在胸腔内直视下放置各种机器人专用操作器械，如电凝钩、双极电凝钳等（图 1-5-6）。

2. 显示器等成像系统应该放置于手术台旁助手和器械护士均可看清的位置。

3. 台上助手通常位于患者腹侧，显示器位于其对面。

4. 器械护士位于患者背侧、腹侧或足侧等合适位置。

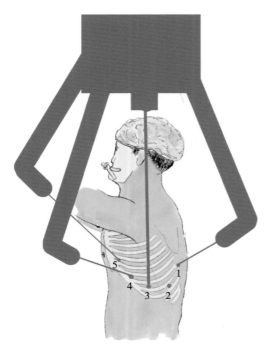

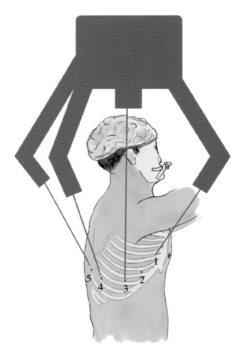

图 1-5-4　左侧四臂五孔（封闭式全孔）法

1：第 8 肋间进 1 号臂；2：第 9 肋间为辅助操作孔（接 CO_2 气腹机）；3：第 8 肋间进镜头臂；4：第 7 肋间进 2 号臂；5：第 5 肋间进 3 号臂。

图 1-5-5　右侧四臂五孔（封闭式全孔）法

1：第 4 肋间进 1 号臂；2：第 6 肋间为辅助操作孔（接 CO_2 气腹机）；3：第 7 肋间进镜头臂；4：第 8 肋间进 2 号臂；5：第 9 肋间进 3 号臂。

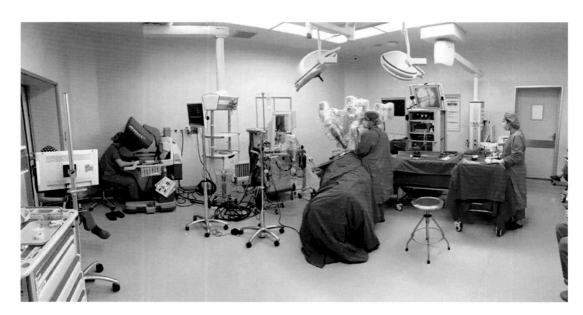

图 1-5-6　机器人手术室布局

第六节 机器人辅助袖式肺叶切除术支气管重建方法

一、袖式肺叶切除术遵循原则

1. 遵循肿瘤外科学原则,确保肿瘤根治性切除,包括术中冷冻病理确认气管或支气管切缘阴性。

2. 遵循手术安全原则,避免与吻合技术相关的高危因素,包括保障吻合口血液供应,避免吻合口张力过大。

二、吻合口两侧支气管口径调整

通常情况下,吻合口远、近两侧支气管口径是不一致的,主刀医师需通过必要的方法来调整。

1. 吻合前修剪吻合口两端的支气管断端,尽可能缩小两端口径的差距。

2. 吻合前将口径较大的支气管膜部先行缝缩,使其口径缩小并接近远端支气管。

3. 缝合过程调整吻合口两端的针距,保持吻合口两端缝合的角度一致,达到均匀吻合。通常情况下,较宽的近端主支气管针距略宽一些(如 3~4mm),而较窄的远端支气管针距略窄一些(如 2mm)。

4. 先将较细的远端支气管套入较粗的近端支气管,然后打结。"套入法"更适合两端口径差异较大的支气管吻合,如右中间段支气管与右肺中叶支气管的端端吻合。

三、支气管吻合方法

(一)分类

1. 按照缝合方式 可分为间断吻合法、连续吻合法和间断 + 连续的混合法三种方式。

2. 按照对合方式 可分为端端吻合法、套入式吻合法、端侧吻合法等方式。

3. 按照缝线种类 可分为可吸收缝线和不可吸收缝线两类。

(二)特点

1. 间断吻合法 优势是吻合口血供较好,并可避免连续缝合术后,吻合口因局部愈合不良等原因导致整圈缝合线松脱,产生严重吻合瘘。

2. 连续吻合法 优势是缝合完毕拉拢吻合口两端缝线时,拉力分布均匀,极少有缝合线切割气管壁的情况发生,也可以避免间断缝合时所有缝线就位后,出现缝线错乱缠绕等情况。

(三)吻合口包埋

吻合口用附近的胸膜、心包、肌瓣组织、奇静脉等包埋,以防止线结周围组织坏死引起支气管瘘。

四、机器人辅助半连续支气管端端吻合法

袖式肺叶切除术的支气管吻合方法,不同胸外科医师有着不同的方式和习惯,在符合肿瘤学原则和安全的前提下临床上均可使用。

编者团队在实施机器人辅助支气管吻合时,选择使用半连续支气管端端吻合法,临床结果显示该方法安全可靠,简便易行,在根治性切除肿瘤的同时,可降低手术并发症。临床上支气管袖式肺叶切除术以右肺上叶最为常见,因此我们以机器人辅助袖式右肺上叶切除术的支气管端端吻合为例,简要介绍机器人辅助半连续支气管端端吻合法(图 1-6-1)。切除病变肺组织和支气管环之后,近侧主支气管和远侧端中间段支气管的端端吻合由坐于操控台的主刀医师完成。准备 2 根 3-0 聚丙烯不可吸收缝线。1 号机械臂更换机器人大号持针器,2 号机械臂继续使用双极电凝钳。第一步:首先选择右主支气管软骨部接近膜部的位置作为起始缝合点,大约是钟表盘 6 点位置,进针方向由管腔外向管腔内;然后缝合右中间段支气管断端在解剖学上的相对应位置,即钟表盘 12 点方向,进针方向由内向外。第一针缝合完成后,此后第二针、第三针等缝合操作均重复第一针的缝合操作。第二步:缝合管腔周径一半时,取第二根 3-0 聚丙烯不可吸收缝线开始缝合。继续以相同方式缝合剩余的支气管软骨部和全部膜部。第三步:2 根 3-0 聚丙烯不可吸收缝线缝合全部完成后,收紧缝线,使支气管远、近侧两靠拢端对合,并完成打结。最后胸腔内注温水膨肺,确保支气管吻合口无漏气。

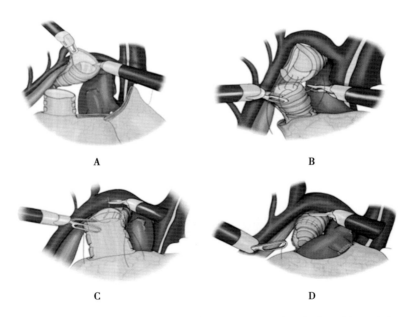

A   B

C   D

图 1-6-1　机器人辅助半连续支气管端端吻合法(袖式右肺上叶切除术)

A. 切断右中间段支气管,可见右肺上叶支气管腔内病变;B. 第一根 3-0 聚丙烯不可吸收缝线连续缝合两端支气管软骨部;C. 第二根 3-0 聚丙烯不可吸收缝线连续缝合两端支气管膜部;D. 缝合完毕,收紧缝线,打结。

在其他类型的机器人辅助袖式肺叶切除术中,采用相似的方法完成支气管端端吻合。半连续支气管端端吻合法操作简便,在直视下完成所有缝合,几乎不会发生绕线,缝合过程中缝线保持松弛或收紧均可。达芬奇机器人辅助手术系统借助其高清 3D 视野和灵活的机械手臂,能够在狭小的空间中进行精准的缝合和打结,使微创切口下复杂的支气管端端吻合操作变得更加安全和方便。

五、其他问题

在缝合前是否将切除的肺组织和支气管环取出,不同医师的习惯也不同。①处理动脉、静脉及支气管后,可以先取出肺组织及病变组织,然后完成气道重建;②可以先将肺组织放置于术侧胸腔下膈肌顶部,先行完成支气管端端吻合,最后再取出肺组织及病变。以上两种次序在技术上都是可行的,笔者建议先将肺组织及肿瘤放置于取物袋或乳胶手套,从胸腔镜内取出,再实施支气管端端吻合手术。

原因:①考虑肿瘤学原则,最大限度降低肿瘤种植播散的可能;②因需要常规进行冷冻病理检查,评估切除的支气管两侧断端是否有癌残留。尽快得到冷冻结果,可以缩短手术及麻醉时间。

第七节　肺癌袖式肺叶切除术基础理论与实践

一、袖式支气管肺叶切除术

(一)基本概念

1. 袖式支气管切除术　亦称支气管成形术,即将部分受病变累及的支气管环形切除一个节段,之后对病变远近端支气管实施吻合,重建呼吸道,并不切除肺组织。

2. 袖式支气管肺叶切除术　亦称支气管成形肺叶切除术,是指整块切除解剖性肺叶及与之对应的一段连续环形支气管,达到既能完整切除病变,又能保留正常肺组织的目的。原则上,对任何一叶肺组织均可以实施袖式支气管肺叶切除术,但由于解剖学上的原因,临床上最容易和最常见的是袖式右肺上叶切除术。

3. 支气管肺动脉双袖式肺叶切除术　是指在为肺癌患者实施袖式支气管肺叶切除术的时候,由于肿瘤本身或其转移淋巴结侵犯肺动脉干,需要同时行部分肺动脉的环形切除,然后将肺动脉远近断端重新吻合。如果累及的肺动脉范围较小,亦可仅切除部分肺动脉侧壁,亦可称之为肺动脉侧壁切除术。同样由于解剖学上的原因,临床上最常见的是双袖式左肺上叶切除术。

4. 移位肺叶切除术　少数患者,在行双袖式左肺上叶或右肺上叶切除术时,为避免支气管及肺动脉吻合口张力过大,可将下肺静脉切断,吻合到上肺静脉处,称之为移位肺叶切除术。

（二）袖式肺叶切除术的适应证和禁忌证

1. 适应证

（1）良性疾病：需要行袖式肺叶切除术的良性疾病主要是指累及支气管开口的炎性狭窄，包括：①结核性支气管狭窄；②吸入异物后因长期刺激所致狭窄；③创伤后支气管被破坏。以上良性疾病可通过此术式进行气道重建。

（2）低度恶性支气管肿瘤　这类肿瘤通常有一个小病灶浸润支气管壁全层，很少出现支气管外生长，在保证切缘阴性的情况下可通过袖式支气管切除术完成治疗性切除，从而避免损失过多的功能性肺组织。包括：①支气管类癌；②黏液表皮样癌；③支气管腺瘤等。

（3）中央型肺癌

1）尚无病理证据的肺内阴影，根据病史、查体及相关影像学检查高度怀疑为中央型肺癌，估计病变能完全切除者。

2）临床分期为Ⅰ、Ⅱ期的中央型非小细胞肺癌。

3）肺癌分期较晚，但病变局限于一侧胸腔能完全切除的Ⅲa期和个别Ⅲb期中央型非小细胞肺癌。

4）已确诊的中央型小细胞肺癌，病变范围较局限，技术上能完全切除者，不放弃手术机会。

5）原不可切除的中央型肺癌，经放疗、化疗等保守治疗后，病变明显缩小至可被完全切除，同时全身状况可耐受手术者，可选择手术。

（4）周围型肺癌：在部分N1期周围型肺癌，除肺门转移淋巴结累及支气管起始部管壁外，若行常规肺叶切除术，会有癌灶残留，需要实施袖式肺叶切除术加系统性淋巴结清扫，以获得根治性手术机会。

（5）转移瘤：特定血行肺转移瘤，主要病灶位于支气管开口处者。

2. 禁忌证　简言之，超出了上述手术适应证的情况多为禁忌证，主要可分为如下情况。

（1）T分期达到T4期者，病变累及纵隔、心脏、大血管、气管、食管、椎体等情况。

（2）N分期达到N3期，对侧肺门、纵隔、锁骨上等处出现淋巴结转移者。

（3）M分期达到M1期，已有骨骼、肝脏、脑等多发性远处转移者。

此外，禁忌证还包括严重肺部合并症（如严重肺部慢性感染、肺气肿、肺通气、换气严重低下等情况），合并心力衰竭，3个月内的心肌梗死及脑血管意外等情况，因严重肝肾疾病、出血性疾病、恶病质等情况不能耐受手术者。

（三）袖式肺叶切除术后并发症

支气管成形术及袖式肺叶切除术的并发症通常包括两类：一类是普通并发症，这和常规肺叶切除术相似；另一类是支气管吻合口并发症，这是支气管成形术及袖式肺叶切除术所特有的。

1. 肺部感染　是胸外科手术后的最常见的并发症之一，尤其在老年患者更为多见。肺部感染的主要原因有以下四种：①患者术前因肿瘤等原因已合并有肺炎或肺不张；②手术后患者因疼痛等原因导致咳痰乏力，肺部的分泌物排出不畅；③术后肺部通气量减少及支气管分泌物清除能力减弱;④术中或术后出现误吸,引起吸入性肺炎。

2. 肺不张 肺不张的主要原因是痰液堵塞支气管,部分情况由胸腔异物(如积液等)压迫导致。肺不张与肺部感染可以互为因果,相互转换。

3. 支气管吻合口狭窄 支气管吻合口狭窄是袖式支气管切除术术后常见的并发症,其发生的主要原因包括:①术后早期吻合口局部炎症、水肿所致吻合口狭窄,一般随术后时间的延长会逐渐减轻、消失;②因局部感染造成组织愈合不良等情况,引起远期局部肉芽肿致吻合口狭窄;③缝合技术层面也是吻合口狭窄发生的原因之一;④良性支气管狭窄切除范围不足。

4. 支气管吻合口部分或完全裂开 术中吻合口张力过大但仍勉强进行吻合,术后持续过大的张力可致吻合口撕裂。同时,支气管表面剥离过度、去血管化严重等情况亦可引起吻合口愈合不良,致吻合口部分或完全撕裂。其临床表现同支气管胸膜瘘。

5. 肺漏气 肺部手术后的漏气主要来自破损的肺泡或细支气管,少数漏气来自针眼及术中电凝对肺的误伤。微量的漏气多可自愈。吻合口瘘可导致大量漏气。

6. 支气管胸膜瘘 是支气管和肺手术后的严重并发症。其主要发生原因包括:①肿瘤残留、吻合口炎症、放化疗后等疾病本身的原因;②患者合并贫血、糖尿病、低蛋白血症及免疫功能低下等全身性疾病影响吻合口的愈合;③吻合口断端对合不良、缝合不严、打结过紧或过松、支气管剥离过度等外科技术原因。④邻近环境感染也会增加支气管胸膜瘘的发生率。

7. 支气管吻合口动脉瘘 如吻合口处炎症或脓肿等情况累及动脉,可形成致命的支气管吻合口动脉瘘。尤其是行支气管肺动脉双袖式切除术的患者,因两吻合口位置较近,在未应用组织覆盖隔离支气管和肺动脉吻合口的情况下,支气管吻合口动脉瘘的发生率可能增加。

(四)袖式支气管肺叶切除术的历史沿革

袖式支气管肺叶切除术,最早见于英国医师 Clement Price Thomas 爵士的报道。他于1947 年,在英国伦敦的 Brompton 医院,为一名英国皇家空军飞行员施行了第一例右主支气管的环形切除术。这名飞行员的右主支气管内长了一枚腺瘤,医师为其手术环切了右主支气管,将剩余主支气管断端吻合起来。手术很成功,这名飞行员随后仍然能继续执行皇家空军的任务。1952 年,Thomas 又处理了 1 例因结核导致支气管狭窄、左肺上叶毁损的患者,他采用袖式切除的方式,为这位患者保留了左肺下叶。虽然后者随后又因吻合口处结核复发不得不切除全肺,但是经过这 2 例患者进行治疗,他得到了一个初步的想法,那就是支气管可以像肠管一样被切除,然后再把两端缝合连接起来。这项突破具有划时代的意义,作为一项创新的手术方式,尤其是对于手术部位的功能至关重要,而手术风险巨大未知的情况,这着实难能可贵。

之后,很多医师也间断地重复过 Thomas 医师的手术。1952 年,Allison 首次将袖式支气管切除术用于治疗肺部恶性肿瘤。在这例左肺上叶肺癌的手术中,不但对肺叶支气管进行了袖式切除,对肺动脉也做了部分切除,这也是袖式切除术及肺动脉成形术的首次联合应用。对于袖式支气管肺叶切除术的系列病例报道,最早见于 1955 年,Paulson 和 Shaw 总结了 18 例患者,均为各种良性病变而接受手术的患者。他们强调了术中保留肺功能的重要性,尤其是那些合并了慢性阻塞性肺疾病(chronic obstructive pulmoriary disease,COPD)的患者。后来,又有研究发现,肺癌患者可以选择性地进行袖式支气管肺叶切除术,即使是在肺功能正常的患者中也是如此。1959 年,Johnston 和 Jones 报道了一组 98 例肺癌患者的袖式切除经验。在这篇具有里程碑意义的文章中,学者得出结论:肺癌的支气管成形术可以安全进行,并且早期预后的结果与全肺切除术相当。

随着微创手术的发展,袖式肺叶切除术也已经进入了微创手术时代。2002 年,意大利医师 Santambrogio L 报道了第一例胸腔镜袖式左肺下叶切除术。胸腔镜的应用,降低了创伤,也使得更多患者可以耐受此项术式。2008 年,美国医师 Mahtabifard 对超过 1 500 例胸腔镜肺叶切除病例进行了回顾性分析,其中 13 例采用了袖式肺叶切除术,没有中转开胸,没有术中输血,手术平均时间为 174 分钟,均没有围手术期死亡。可见,胸腔镜袖式肺叶切除术是安全可行的。2012 年,四川大学华西医院刘伦旭教授报道了胸腔镜支气管肺动脉双袖式切除术。此外,北京大学人民医院王俊教授、广州医科大学附属第一医院何建行教授、北京大学第一医院李简教授等分别报道了肺癌胸腔镜袖式肺叶切除术的临床研究和著作。2019 年和 2020 年,西班牙的 Gonzalez-Rivas 和上海市肺科医院蒋雷教授等分别报道了关于纯单孔胸腔镜袖式肺叶切除术的临床研究。

二、肺动脉成形与吻合术

(一)概述

外科手术至今仍然是非小细胞肺癌治疗的首选方法。公认的肺癌外科治疗原则是最大限度地切除肿瘤组织和保留健康肺组织,在保证最大限度切除肿瘤组织的前提下,应尽量缩小手术切除范围。然而,当肿瘤距离肺叶支气管开口较近,术前或术中探查证实肿瘤侵犯肺动脉干,采用常规肺叶切除手术已不能彻底切除肿瘤,而患者心肺功能状况又不能接受全肺切除手术时,袖式支气管肺叶切除术联合袖式肺动脉切除术(即支气管肺动脉双袖式肺叶切除术)则为最佳选择。

自 Paulson 和 Shaw 于 1955 年报道袖式支气管肺叶切除术治疗肺癌以来,这种术式现已在临床上推广应用。然而,对于中央型肺癌同时侵犯肺动脉的病例,起初多采用根治性全肺切除术,该术式曾一度占肺癌手术治疗方式的 36.5%,而高龄、心肺功能不佳的患者多不适合此类手术。1967 年,Gundersen 首次报道袖式肺动脉成形术的成功病例。随着肺动脉成形术的发展,一方面扩大了肺癌的手术适应证,弥补了单纯支气管成形术的不足,另一方面降低了全肺切除率和单纯剖胸探查率。自此,肺动脉成形术或肺动脉支气管联合成形术已成为治疗部分复杂中央型肺癌的重要术式。

随着血管外科技术的发展,以及新材料应用于肺外科领域,肺动脉成形术或肺动脉支气管联合成形术加肺叶切除术已广泛应用于心肺功能储备差、不能耐受全肺切除的患者。近几年的文献报道指出,支气管肺动脉双袖式肺叶切除术在降低死亡率的同时,可显著改善患者术后的生活质量,并可获得与全肺切除术相当的生存获益。

(二)肺动脉成形术的适应证

根据术前纤维支气管镜和胸部 CT 检查结果,多数中央型肺癌可以确定是否需行袖式支气管肺叶切除术。评估肺动脉是否受肿瘤侵犯及其侵犯的范围和程度则相对复杂,首先是借助术前胸部增强 CT 或 MRI 检查,必要时还需行肺动脉造影或螺旋肺动脉三维成像综合判断。然而,术前的辅助检查也只能作为参考,具体的情况还需通过术中探查进一步明确,换句话说,支气管肺动脉双袖式肺叶切除术方案的选择,很多时候是主刀医师在术中才能确定的。

　　特点:①肺癌原发灶或其转移淋巴结侵犯叶间肺动脉干是肺动脉成形术的主要适应证;②当肺动脉有瘤周反应、炎症或严重粘连时,肺动脉的解剖、游离和处理会比较困难,可能会造成不可控制的出血,必要时也需要行肺动脉成形术;③由于左肺动脉干的走行及解剖学特点,左肺动脉和左肺上叶支气管开口毗邻,因此左肺上叶中央型肺癌极易侵犯左肺动脉干,使得行左肺动脉干成形术的概率远大于右侧。

(三)肺动脉成形术的典型方法

　　肺动脉成形术包括肺动脉侧壁切除术和袖式肺动脉切除术。

　　1. 肺动脉侧壁切除术(tangential resection)

　　(1)当癌组织仅侵犯肺动脉部分血管壁时(小于环周 1/2),可选用肺动脉侧壁切线式切除术,即仅切除受累的肺动脉壁,并将未受累的肺动脉壁直接缝合。

　　(2)为避免肺动脉狭窄和阻塞,肺动脉侧壁切线式切除术后,肺动脉管径的缩窄不应超过原管径的 30%,否则将推荐行袖式肺动脉切除术。

　　(3)当切除的受累肺动脉壁面积过大,残余肺动脉壁不能被直接缝合时,多推荐进行补片修补。

　　1)补片修补的优点:与袖式肺动脉切除术相比,肺动脉补片修补处的缝线不会触及支气管吻合口的缝线,这可减少因缝线相互摩擦造成的线结脱落、吻合口瘘等术后并发症,对应用双袖式左肺上叶切除术的病例,这点尤为重要。

　　2)自体心包组织是肺动脉修补的理想材料,可从膈神经前方的心包组织直接取材,因心包组织在切除后会明显缩小,固多推荐切取比肺动脉病损稍大的心包组织用于后期修补。修补时多采用 5-0 或 6-0 单丝不可吸收缝线连续缝合。值得注意的是,自体心包组织在取材后极易卷曲,因此多在补片的边缘提前放置牵拉缝线,或将心包补片浸于稀释后的戊二醛溶液中 1 分钟,使其固化,以确保其形态规整,利于后续修补。牛心包补片不需额外取材与修剪,相比人自体心包组织更为坚韧,边缘不易卷曲,但因其费用昂贵,临床较少使用。

　　2. 袖式肺动脉切除术加端端吻合术(reconstruction by end-to-end anastomosis after sleeve resection)

　　(1)当肺动脉的受累范围超过其周径的 1/2 时,多推荐行袖式肺动脉切除术及端端吻合术。吻合时多采用 5-0 或 6-0 单丝不可吸收缝线连续缝合。考虑到肺动脉血管壁的弹性较好,吻合处两侧肺动脉管径的偏差通常不会导致严重的并发症。

　　(2)肺动脉阻断方法如下。

　　1)近心端阻断:用无损伤血管阻断钳、套线细管阻断肺动脉。

　　2)远心端阻断:用无损伤血管阻断钳、套线细管阻断下叶肺动脉或肺下静脉。

　　(3)当袖式肺动脉切除术联合袖式支气管切除术时,笔者推荐先行袖式支气管切除术,理由如下:①袖式支气管切除术加端端吻合术后,支气管长度随之缩短,可减少肺动脉吻合时吻合口处的张力；②可减少对肺动脉吻合处缝线的牵拉。

（4）若只单纯行袖式肺动脉切除术，则需充分游离肺动脉与支气管，以减少肺动脉吻合处的张力。

3. 袖式肺动脉切除术加人工血管重建术（reconstruction by a prosthetic conduit after sleeve resection）

（1）袖式肺动脉切除术后，若肺动脉断端之间的距离过大，直接端端吻合可造成吻合口张力过大，肺动脉极易撕裂和出血，此时多采用人工血管重建以减少吻合口的张力。

（2）人工血管重建的材料和技术手段多种多样。

1）生物材料组织相容性高，不易造成血栓，临床较常使用。

2）可采用自体心包组织或猪、牛心包组织进行人工血管重建。术中多先将心包组织修剪成矩形，再将其包裹在胸腔引流管或注射器表面并用 6-0 单丝不可吸收缝线或直线型切割缝合器塑成管状，通常将心外膜置于管腔内面。

3）可用肺叶切除术中未受累及的肺上静脉实施人工血管肺动脉重建。肺上静脉具有足够的厚度和弹力，并与动脉壁组织结构相似，因此是血管重建的理想材料。推荐将肺上静脉修剪至被切除的受累肺动脉长度，用 5-0 单丝不可吸收缝线将近心端和远心端先后吻合，吻合后可通过松解下肺韧带及切开肺下静脉周围心包减少吻合口的张力。

4）选用的管形替代物要长短适宜，若重建后的肺动脉过长，则易造成血管扭曲，血流受阻，甚至血栓形成。

5）吻合完成后，可使用心包前脂肪、纵隔胸膜甚至带蒂肋间肌瓣等，对血管吻合口进行包埋，以隔离肺动脉和支气管吻合口，降低支气管或肺动脉吻合口瘘发生的概率。

（四）肺动脉成形术中的关键问题

采用肺动脉成形术治疗肺癌时，术中需要注意的关键问题有以下五个。

1. 如何减少肺动脉吻合口的张力？

肺动脉成形术或袖式切除吻合术的关键，是要保证肺动脉吻合口无张力，或者尽可能减少张力，避免肺动脉吻合口因为张力过大导致撕裂和大出血。措施：①肺动脉干切除长度要适当。建议术中首先阻断肺动脉根部，这样主刀医师才可以仔细探查游离，确定受累肺动脉的范围；②联合支气管袖式切除时，由于支气管缩短，可以有效减轻肺动脉吻合口的张力；③游离下肺韧带，并将肺下静脉下方的心包做 U 形切开、松解；④游离并切断肺动脉韧带，在双袖式左肺上叶切除术中也能起到松解作用；⑤使用人造血管或心包补片。

2. 如何保护肺动脉？

（1）在阻断肺动脉时使用无损伤血管钳，可避免肺动脉内膜损伤及血栓形成。

（2）切除受累肺动脉后，需用肝素盐水反复冲洗肺动脉管腔，吻合完毕、打结之前，完成最后一次冲洗，以便冲洗掉管腔内的血凝块。

（3）肺动脉吻合时，建议采用血管内膜外翻缝合技术，避免将血管周围的结缔组织或血管壁缝到吻合口内。

（4）术后亦可适当选用抗凝药物治疗。

3. 如何包埋肺动脉吻合口？

支气管肺动脉双袖式肺叶切除术患者术后需要注意肺动脉吻合口是否有出血、支气管胸膜瘘等特殊并发症。一旦出现进行性血胸,应首先考虑到肺动脉吻合口出血可能,此时往往需要准备二次手术进行加固或重建。对于术后合并肺部感染、脓胸等并发症的患者,应警惕可能出现迟发性肺动脉胸膜瘘的可能,需警惕大出血造成的猝死。多数学者在吻合完成后,使用心包前脂肪、纵隔胸膜甚至肌瓣等对吻合口进行包埋并隔离肺动脉和支气管吻合口,以降低上述意外情况发生的概率。

4. 双袖式肺叶切除术应先吻合支气管还是肺动脉?

在支气管肺动脉双袖式肺叶切除术过程中,支气管或肺动脉吻合次序的选择仍存在争议。Rendina 等提出术中应先行肺动脉吻合,再行支气管吻合,优点是可以减少肺动脉的阻断时间。然而,多数学者主张先行支气管吻合,理由如下:①若先行肺动脉吻合,则后续行支气管吻合时易牵拉肺动脉吻合口,可能造成血栓形成或吻合口撕裂;②支气管吻合后,其长度随之缩短,可减少后续肺动脉吻合口处的张力;③支气管吻合后,膨胀的肺组织有助于主刀医师精准判断肺动脉吻合口处的张力。

5. 术后抗凝治疗是否必要?

袖式肺动脉切除术后血栓形成是其严重并发症。因此,在吻合时,及时应用肝素溶液间断冲洗吻合处,以防止吻合口处血栓的形成。对于术后抗凝治疗,各方意见不一:Rendina 推荐在吻合前静脉给予 3 000U 肝素,术后皮下注射肝素 15 000U/d,连续 7~10 天;Cerfolio 和 Bryant 建议为避免术后出血仅在吻合前静脉给予 1 500U 肝素;而日本国立癌症研究中心的学者认为,术中及术后均不需要进行抗凝治疗。

袖式肺动脉切除术的发展使得相当一部分经过严格选择、病变累及肺动脉干的局部晚期肺癌患者得到了积极的外科治疗,取得了较好的近期和远期疗效,同时具有较高的生存质量。

三、开放式、经胸腔镜及机器人辅助袖式肺叶切除术比较研究

近年来,随着手术设备和手术技术的不断发展,肺癌袖式肺叶切除手术可以经由不同的手术方式(如开放式、经胸腔镜及机器人辅助)被成功完成。从时间顺序上来看,经传统开放式切口(如标准后外侧切口)的袖式肺叶切除术已有 70 余年的发展历史,相关理论及技术研究较为完善。因此,对于那些复杂中央型肺癌,只要解剖学上合适且能够保证足够的无瘤切缘,相关指南中多推荐选择袖式肺叶切除术,而不是全肺切除术。

近 20 年来,以胸腔镜为代表的微创技术发展迅猛,相比于开放式手术,经胸腔镜手术能够明显降低术后并发症、提高患者的生存质量。然而,胸腔镜的二维视野、深部感知和可操控性不足等问题,限制了其在复杂手术领域的推广和应用。机器人辅助手术系统具有高清三维视野、过滤抖动及机械臂器械末端操作灵活等特点,理论上尤其适合狭小空间内的复杂操作,如支气管端端吻合等。经胸腔镜手术和机器人辅助手术等微创技术在临床的应用,使得很多肺癌患者从中获益,具有可靠的安全性和较高的生存质量,而其肿瘤学效果(如淋巴结清扫、术后长期生存率)亦不劣于开放式手术。因此,逐渐得到国内外胸外科同道的广泛认可。近几年,《NCCN 肿瘤学临床诊疗指南》指出,对于那些没有解剖学或者外科手术禁忌证的肺癌患者,只要不违反外科学和肿瘤学原则,强烈推荐应用经胸腔镜或机器人辅助等微创手术技术。

1. 经胸腔镜与开放式肺癌袖式切除手术的比较研究　随着胸腔镜在复杂肺部手术中的经验积累,已有学者开展经胸腔镜与开放式肺癌袖式切除手术的回顾性比较研究。2015年,首都医科大学附属北京胸科医院报道了 51 例袖式肺叶切除术,其中 10 例采取经胸腔镜手术,41 例采取开放式手术。两种方式的比较研究结果显示:胸腔镜组的手术时间虽然较长(226 分钟 vs. 166 分钟),其中胸腔镜组平均支气管吻合时间为 55 分钟,但术后住院天数较短,无中转开胸,无围手术期死亡。两组在病理分期、组织学分型、术中出血量、清扫淋巴结数量及所清扫的淋巴结分布、入住 ICU 天数、胸腔引流管引流量、带管天数及并发症等方面是相似的。肿瘤学结果:平均随访时间 32 个月,随访结果显示两组总体 1 年以上、2 年以上、3 年以上、4 年以上生存期未见明显差异。尽管两组在肿瘤大小方面有差异(开放组3.6cm vs. 胸腔镜组 2.7cm),结果仍然显示,在经过选择的肺癌患者中,经胸腔镜袖式肺叶切除术是安全可行的。

2018 年,青岛大学附属医院胸外科报道基于倾向性评分匹配法的经胸腔镜与开放袖式肺叶切除术近期与远期疗效比较,回顾性分析了 127 例手术患者,共 21 对 42 例患者被纳入研究,结果显示胸腔镜组较开放组手术时间更长,术后胸腔引流管引流时间和出院时间更短。两组患者围手术期并发症的发生率、局部或远处复发率,1 年、3 年无病生存率和总体生存率差异均无统计学意义(P 值均 >0.05),提示经胸腔镜袖式肺叶切除术治疗中央型肺癌的安全性和有效性较好,可选择性应用于适宜患者。

2. 机器人辅助与开放式肺癌袖式切除手术的比较研究　近几年,机器人辅助肺部手术在中国发展很快,其安全性和肿瘤学结果逐步得到认可。2017 年,上海市胸科医院报道了机器人辅助与开放式肺癌袖式切除手术的回顾性比较研究。其中,包括 17 例机器人辅助袖式切除和 86 例开放式袖式切除手术的结果。机器人组和开放组的总手术时间分别为 155.6分钟和 150.3 分钟,30 天死亡率分别为 6%(1/17)和 2%(2/86),术后并发症发生率分别为24%(4/17)和 26%(22/86)。肿瘤学结果:术后中位随访时间为 20 个月,随访期间,机器人组 6 人(35%)肿瘤复发,开放组 21 人(24%)肿瘤复发,术后 2 年生存率分别为机器人组88.2% 和开放组 78.5%。另外,多因素分析显示,肿瘤大小和术后放疗可预测术后无复发生存率,术后入住 ICU 天数可预测总生存率。研究结果显示,机器人辅助和开放式袖式肺叶切除术在术后并发症和肿瘤学结果方面没有明显差异,提示机器人辅助袖式肺叶切除术是安全可行的,且肺癌患者的肿瘤学结果不劣于开放式袖式肺叶切除术。

3. 机器人辅助手术与经胸腔镜手术治疗早期肺癌的比较研究　目前,胸外科的微创技术主要以传统的经胸腔镜技术和新兴的机器人辅助技术为代表,各有所长。不同医院的不同胸外科医师有着不同的成长轨迹、习惯和特长,只要是有利于肺癌患者的,可以选择不同的手术方式。2017 年,广州医科大学附属第一医院报道了机器人辅助和经胸腔镜肺癌肺叶 / 肺段手术对比的 Meta 分析,共分析了 14 项临床研究,共 7 438 位患者,其中机器人组 3 239 例,胸腔镜组 4 199 例。两组 30 天死亡率分别为 0.7% 和 1.1%,中转开放率分别为 10.3% 和 11.9%,机器人组均明显低于胸腔镜组。另外,两组术后并发症、手术时间、住院天数、戴胸腔引流管时间、淋巴结清扫个数和站数等未见明显差异。结果显示,机器人辅助肺叶、肺段切除术是安全可行的,相较于经胸腔镜肺叶 / 肺段切除手术,具有较低的死亡率和相似的并发症率。这些证据均支持应用机器人辅助手术用于治疗早期肺癌。

4. 机器人辅助、经胸腔镜和开放式手术治疗早期肺癌的比较研究　2017 年,美国 Memorial Sloan Kettering Cancer Center 和中山大学附属肿瘤医院报道,机器人辅助、经胸腔镜和开放式肺叶切除术治疗 I 期肺癌的长期生存率比较研究。共收集 2002 年 1 月—2012 年 12 月的 470 例肺癌手术资料,其中,机器人组 172 例,胸腔镜组 141 例,开放组 157 例。经过倾向性评分匹配分析,机器人组中位淋巴结清扫站数最多;机器人组和胸腔镜组的住院天数短于开放组;5 年总生存率依次为机器人组 77.6%、胸腔镜组 73.5%、开放组 77.9%;5 年无病生存率依次为机器人组 72.7%、胸腔镜组 65.5%、开放组 69.0%。结果表明,I 期肺癌的机器人组、胸腔镜组和开放组手术的术后长期生存率是相似的,机器人组在淋巴结评估方面具有优势。

5. 机器人辅助、经胸腔镜和开放式肺癌袖式切除手术的比较研究　机器人辅助技术在早期肺癌手术中的作用和优势已有较多论述,针对复杂中央型肺癌的相关临床实践和研究也正在逐步开展。

从手术切口来看,开放式手术的切口一般为标准后外侧切口或外侧切口,通常需要使用肋骨撑开器;经胸腔镜手术根据不同主刀医师的习惯,可有单孔法、单操作孔(两孔)法、三孔法和四孔法等。不论操作孔数量多少,主刀医师的主操作孔通常位于腋前线第 4 或第 5 肋间附近,胸腔镜孔常位于腋中线第 7 肋间(除单孔法外),其余操作孔均为辅助孔。机器人辅助手术在袖式肺叶切除术中通常需要使用 4~5 个操作孔:观察孔通常位于腋中线第 7 或第 8 肋间;1 号臂和 2 号臂由患者的腹侧或背侧进入胸腔;3 号臂位于患者背侧,用于牵拉肺,可根据术中情况决定是否使用;助手的辅助孔往往根据肿瘤大小、患侧、术式等有所调整,大体上位于腋前中线第 6 肋间附近。

2019 年,青岛大学附属医院报道在三种不同入路下的袖式肺叶切除术的回顾性比较研究(倾向性评分加权法)。研究发现,机器人辅助手术在手术时间、术中出血量、术后带管时间方面要明显优于经胸腔镜手术和传统开放式手术。同时,机器人辅助手术相较开放式手术,患者住院时间更短。此外,相较经胸腔镜手术,机器人辅助手术的中转开放率更低。在肿瘤学方面,该研究单位的机器人辅助手术病例的术后切缘阳性率要显著低于其他两种手术方式,并且三者在淋巴结清扫数量上无统计学差异。这些结果表明,机器人辅助袖式肺叶切除手术在手术可行性和效率方面不亚于其他两种手术方式。

另外,术后早期并发症是比较不同手术方式时最常用的重要评价指标之一。研究发现,三种手术方式在总体术后并发症方面无统计学差异。机器人辅助、经胸腔镜和开放式的术后 90 天死亡率分别为 0%、6.3% 和 0%。从并发症类型来看,机器人辅助手术术后最常见为持续漏气(6.8%),其次为肺不张(5.0%)、肺炎(5.0%)和心房颤动(4.4%);经胸腔镜手术术后最常见为肺炎(7.0%),其次为吻合口瘘(5.2%)和气胸(4.6%);开放式手术术后最常见为肺不张(5.9%),其次为胸腔积液(5.2%)、肺炎(4.6%)和心房颤动(4.0%)。对于袖式切除术可能出现的吻合口瘘和吻合口狭窄,相关病例多出现在经胸腔镜手术患者中,不排除与经胸腔镜袖式肺叶切除术的学习曲线有关。目前,研究人员未遇见机器人辅助袖式切除术后出现吻合口瘘的病例,仅见 1 例术后吻合口狭窄的病例,该病例经气管镜下扩张后恢复良好。因此,机器人辅助袖式肺叶切除术具有良好的安全性保证。

接受袖式肺叶切除术的病例以恶性肿瘤患者为主。因此手术患者的肿瘤学预后是临床关注的重中之重。研究比较了肺癌袖式切除三种手术方式的预后，单因素生存分析显示：接受机器人辅助手术患者的肿瘤学预后要优于经胸腔镜和开放式手术患者，多因素分析显示三者间并无统计学差异。研究提示机器人辅助袖式肺叶切除术可以应用于肺恶性肿瘤患者的治疗。

肺癌患者是否获益，应该是胸外科医师选择手术方式的基本准则。努力保障患者手术安全、努力提高患者生活质量、努力达到肿瘤根治并使患者获得长期生存，一直是胸外科医师追求的目标。机器人辅助手术系统、经胸腔镜和开放式手术因其具有不同的技术特点，可用于制定个性化手术方案，其最终目的还是使患者的获益最大化。相信随着机器人辅助手术系统的普及，越来越多更高质量的临床实践和临床研究将陆续出现，届时胸外科医师将会更深入地理解不同手术方式的价值，更加规范、合理地运用最有利于肺癌患者的手术方式。

（赵艳东　刘大海　沃　杨　刘英志　付军桦　徐　静　褚秀美　周海清）

第二章

机器人辅助袖式肺叶切除术

第一节　机器人辅助袖式右肺上叶切除术联合右肺中叶切除术

一、病例简介

【一般情况】

患者男性,54 岁。主因"咳嗽、咳痰、痰中带血丝 3 个月"入院。

【既往史】

吸烟 20 年。

【辅助检查】

1. 胸部 CT 检查　显示右肺上叶近肺门处团块状阴影,最大截面积 4cm×3cm,右肺上叶支气管开口截断征,右肺上叶阻塞性肺炎表现(图 2-1-1);另见右肺中叶有直径为 5mm 的小结节。

2. PET/CT 检查　提示右肺上叶、中叶结节有恶性可能,未见远处转移征象。

3. 支气管镜检查　显示右肺上叶支气管开口新生物,完全阻塞管腔(图 2-1-2)。右肺上叶活检意见为低分化癌。

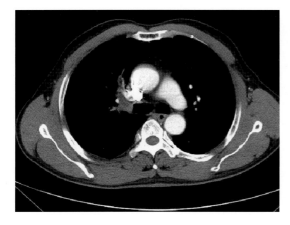

图 2-1-1　胸部 CT 检查显示右肺上叶近肺门处占位,右肺上叶支气管截断征

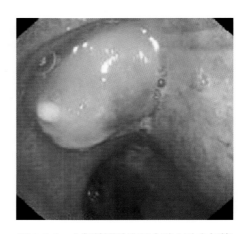

图 2-1-2　支气管镜检查见右肺上叶支气管开口新生物,完全阻塞管腔

4. 其他辅助检查　血气分析、肺功能检查和心脏评估显示正常,无其他合并症。

二、手术方式

【麻醉与患者体位】

双腔气管插管并全身麻醉。患者取左侧卧折刀位,制作腰桥以充分扩展肋间隙。

【设备及器械】

机器人辅助手术系统;单极电凝钩;双极电凝钳;持针器;单极剪刀;胸腔镜器械等。

【切口与机械臂选择】

采用右侧三臂四孔法,含辅助切口,不使用 CO_2 人工气胸。

1. 观察孔　于右腋中线第 7 肋间,进机器人摄像头臂。

2. 操作孔

(1) 1 号臂(右手侧)孔:于右腋前线第 4 肋间,接单极电凝钩、持针器、单极剪刀。

(2) 2 号臂(左手侧)孔:于右腋后线第 7 肋间,接双极电凝钳。

3. 辅助切口　于右腋前线第 6 肋间,长约 3cm,放置乳胶切口保护套。手术助手利用此辅助切口进行术中吸引、牵拉、传递缝线和取出标本等操作。

【手术步骤】

1. 台上助手将机器人摄像头及其相应器械分别安装于摄像头臂、1 号臂和 2 号臂上;主刀医师于操控台开始操作。此过程应避免胸壁切口处出血,否则会影响手术视野和手术进程。

2. 主刀医师操控机器人手柄,探查胸膜腔,肉眼未见胸腔积液及肿瘤播散迹象。

3. 台上助手使用长卵圆钳将右肺下叶牵向头端。机器人单极电凝钩与双极电凝钳相配合,游离肺韧带,沿后肺门打开后纵隔胸膜,游离右肺上叶支气管及右中间段支气管之间的区域(图 2-1-3~ 图 2-1-6)。清扫隆突下淋巴结,此过程应注意保护右迷走神经干及其支气管分支,充分暴露隆突下区域(图 2-1-7~ 图 2-1-9)。机器人双目镜下具有高清 3D 视野,很容易辨识迷走神经支气管分支。在游离过程中要避免过度牵拉和近距离电凝。

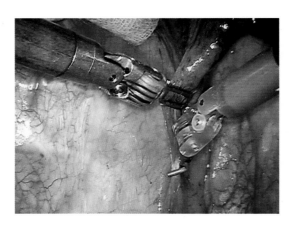

图 2-1-3　游离肺韧带

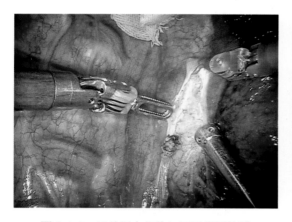

图 2-1-4　用单极电凝钩打开后纵隔胸膜

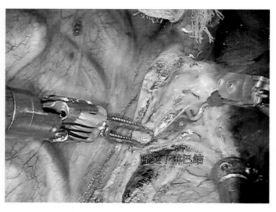

图 2-1-5　清扫隆突下淋巴结

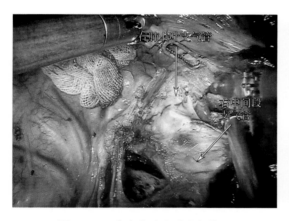

图 2-1-6　游离右肺上叶支气管及
右中间段支气管之间的区域

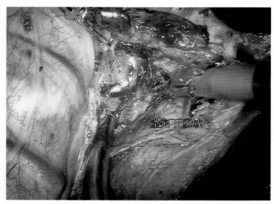

图 2-1-7　继续清扫隆突下淋巴结

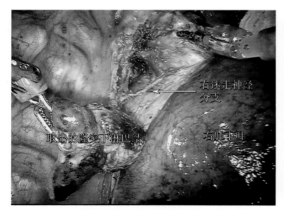

图 2-1-8　继续清扫隆突下淋巴结,注意
保护右迷走神经干及其支气管分支

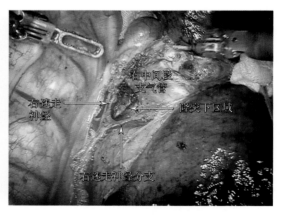

图 2-1-9　充分暴露隆突下区域

4. 打开前纵隔胸膜,清扫前肺门淋巴结及奇静脉弓下肺门上方淋巴结,继续清扫上纵隔第 2、4 组淋巴结及第 3a 组淋巴结,注意暴露膈神经(图 2-1-10~ 图 2-1-15)。

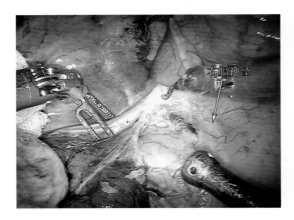

图 2-1-10　打开前纵隔胸膜

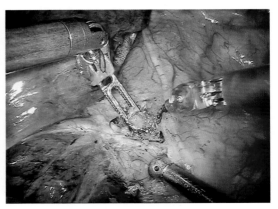

图 2-1-11　清扫前肺门淋巴结

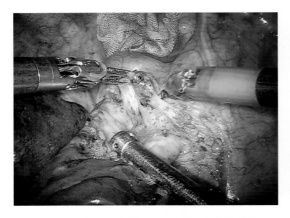

图 2-1-12　清扫奇静脉弓下肺门上方淋巴结

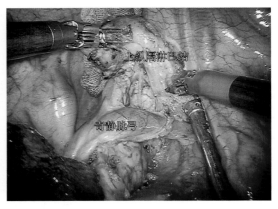

图 2-1-13　清扫上纵隔第 2、4 组淋巴结

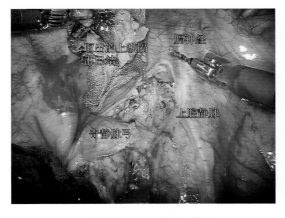

图 2-1-14　充分暴露膈神经

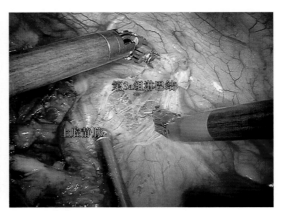

图 2-1-15　清扫第 3a 组淋巴结

5. 用单极电凝钩打开叶间裂（图 2-1-16），充分暴露右肺中叶外侧支动脉 A4 支，此时可使用机器人专用自动结扎钳夹闭肺动脉外侧 A4 支（图 2-1-17）。充分暴露并用直线型切割缝合器处理右肺上叶后升支动脉 A2 支（图 2-1-18、图 2-1-19）。

6. 游离肺门上方，随后处理右肺上叶尖前支动脉，此时，台上助手可使用直线型切割缝合器闭合切断之（图 2-1-20）。如尖前支动脉断端少许渗血，可用自动结扎钳夹闭动脉近心端（图 2-1-21）。

7. 用机器人单极电凝钩继续解剖并充分暴露右肺上叶肺静脉，用直线型切割缝合器闭合切断之（图 2-1-22、图 2-1-23）。此操作中，由于右肺上叶肺静脉和辅助孔之间的角度问题，直线型切割缝合器如果置入不方便，可改从操作孔置入。不同胸外科医师团队在辅助切口位置的设计上会有不同，只要遵循安全、便利的原则，均可采用。

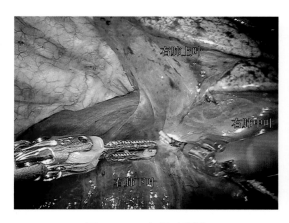

图 2-1-16　打开叶间裂

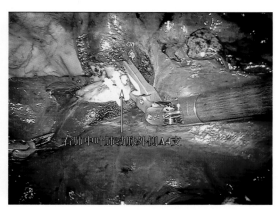

图 2-1-17　充分暴露右肺中叶肺动脉外侧 A4 支，用机器人专用自动结扎钳夹闭肺动脉外侧 A4 支

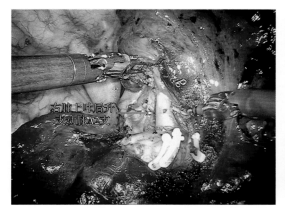

图 2-1-18　充分暴露右肺上叶后升支动脉 A2 支

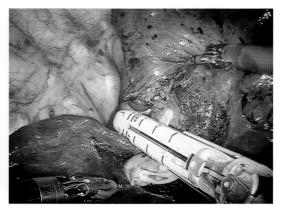

图 2-1-19　用直线型切割缝合器处理右肺上叶后升支动脉 A2 支

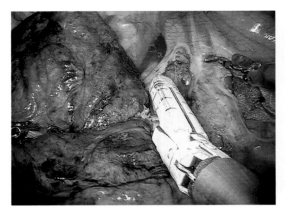

图 2-1-20　用直线型切割缝合器处理
右肺上叶尖前支动脉

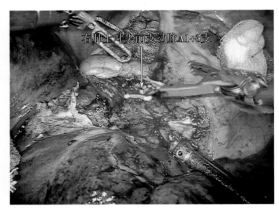

图 2-1-21　可见尖前支动脉断端少许渗血，
用自动结扎钳夹闭动脉近心端

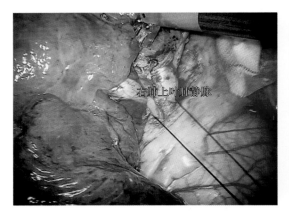

图 2-1-22　游离并暴露右肺上叶肺静脉

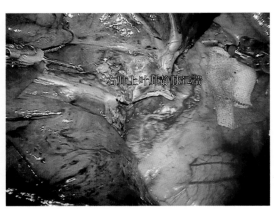

图 2-1-23　用直线型切割缝合器
切断右肺上叶肺静脉

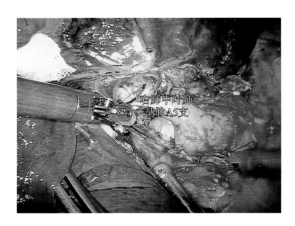

图 2-1-24　游离右肺中叶肺动脉 A5 支

8. 游离右肺中叶肺动脉 A5 支，用自动结扎钳夹闭后，再用单极剪刀剪开（图 2-1-24、图 2-1-25）。充分游离并暴露右肺中叶支气管，用直线型切割缝合器处理右肺中叶支气管（图 2-1-26、图 2-1-27）。用直线型切割缝合器切断位于前方的右肺中下叶间的斜裂（图 2-1-28）。实际上，右肺斜裂往往发育较好，而右肺水平裂常常发育不良，因此联合右肺中上叶切除术时，叶裂的处理较为简单。

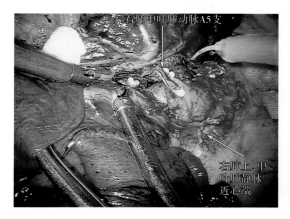

图 2-1-25　用自动结扎钳夹闭右肺中叶肺动脉
A5 支后,再用单极剪刀剪开

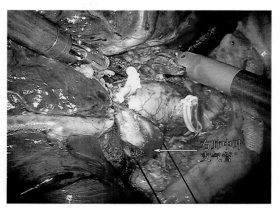

图 2-1-26　充分游离并暴露右肺中叶支气管

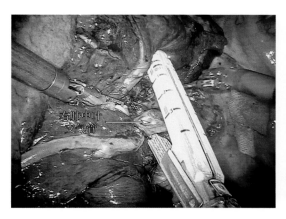

图 2-1-27　用直线型切割缝合器
处理右肺中叶支气管

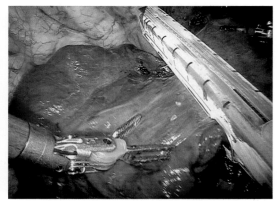

图 2-1-28　用直线型切割缝合器切断位于
前方的右肺中下叶间的斜裂

9. 充分游离和暴露右肺上叶支气管开口处周围组织,将 1 号臂器械换为单极剪刀。分别环形剪断肿瘤两侧的右中间段支气管及右主支气管,完全离断右中间段支气管,可见右肺上叶支气管管腔内肿物阻塞(图 2-1-29~ 图 2-1-33)。切断处的选择要根据术前支气管镜及术中探查,必要时术中再次使用支气管镜协助确认,根据肿瘤及其转移淋巴结在支气管管腔内和管腔外的生长范围,一般选择距离肿瘤边缘 1~2cm 处切断,保证足够的无瘤切缘。切缘要垂直于支气管长轴,尽量整齐,便于后续支气管吻合。

10. 将切除之右肺上、中叶及支气管环,置入 8 号乳胶手套,助手通过辅助切口,整块移除(图 2-1-34)。此时,亦可使用专用取物袋将标本取出。取出标本后,立刻送病理科冷冻检查支气管切缘,确保上、下支气管切缘无镜下肿瘤累及。若切缘病理为阳性,需要继续切除一小段相应支气管环,然后再次进行切缘冷冻病理检查,直至阴性。符合肿瘤学原则是非常重要的,在肺功能允许的情况下,必要时改行全肺切除术。

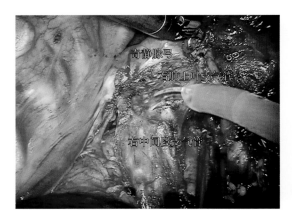

图 2-1-29　用单极剪刀剪开右中间段支气管

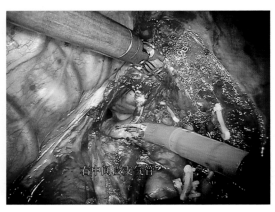

图 2-1-30　继续用单极剪刀环形剪开右中间段支气管

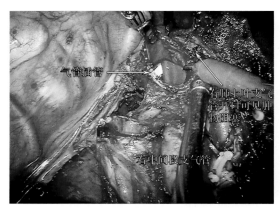

图 2-1-31　完全离断右中间段支气管，
可见右肺上叶支气管管腔内肿物阻塞

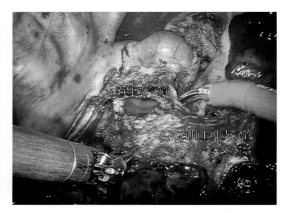

图 2-1-32　剪开右主支气管

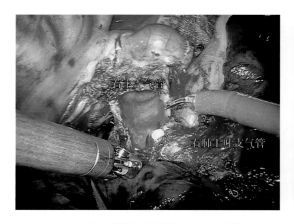

图 2-1-33　继续环形剪开右主支气管

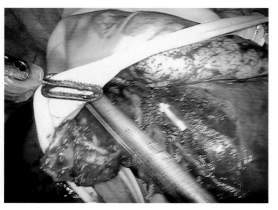

图 2-1-34　将切除的右肺上、中叶及支气管环，
置入 8 号乳胶手套中取出

　　11. 移除标本后,台上助手将1号臂安装机器人持针器,用2根3-0聚丙烯不可吸收缝线采用半连续法实施右主支气管与右中间段支气管端端吻合,先用第一根缝线缝合支气管软骨部,再用第二根缝线连续缝合部分软骨部和膜部,缝合间距3~4mm,针距3~4mm,缝合完毕后收紧缝线,打结(图2-1-35~图2-1-43,视频1)。通过机器人双目镜可以清晰地观察所有缝合操作,机器人器械末端的灵活性可以很容易地完成支气管吻合操作。

　　12. 胸腔注水膨肺,证实吻合口无漏气(图2-1-44)。确切止血,在上纵隔放置明胶海绵(图2-1-45)。撤出机器人机械臂和器械,关胸。如有支气管吻合口漏气,必须加针缝合,并再次注水膨肺,直至无漏气。经腋中线第7肋间放置1根胸腔引流管,置于胸顶。

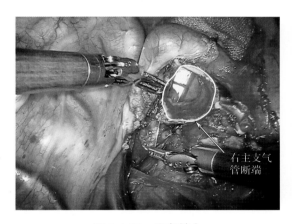

图 2-1-35　准备缝合

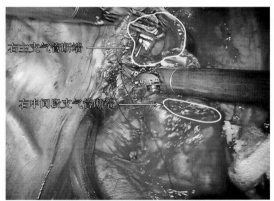

图 2-1-36　用3-0聚丙烯不可吸收缝线自右主支气管软骨部开始由外向内地缝合

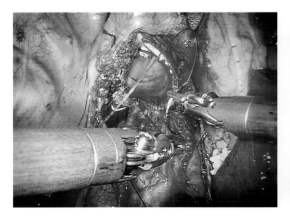

图 2-1-37　继续缝合右主支气管和右中间段支气管两断端

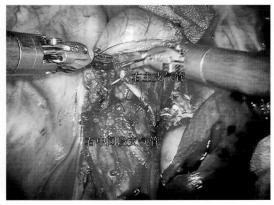

图 2-1-38　继续缝合右主支气管和右中间段支气管两断端,已近膜部

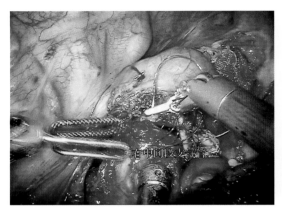

图 2-1-39   第二根聚丙烯不可吸收缝线
继续缝合支气管膜部

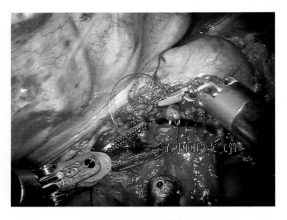

图 2-1-40   继续缝合支气管膜部，吻合基本完成

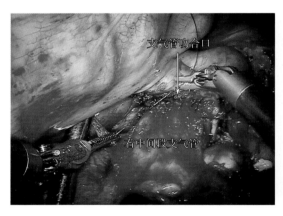

图 2-1-41   收紧缝线，合拢支气管两端，打结

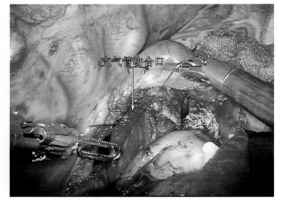

图 2-1-42   完成第二个结

视频 1   机器人辅
助袖式右肺上叶切
除术

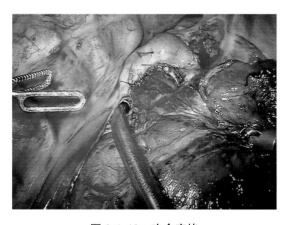

图 2-1-43   吻合完毕

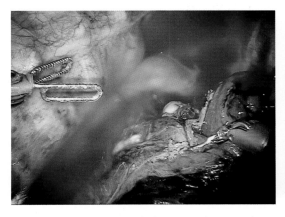

图 2-1-44 胸腔注水膨肺，证实吻合口无漏气

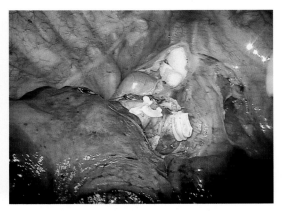

图 2-1-45 确切止血，在上纵隔放置明胶海绵

三、小结

1. 术后病理符合（右肺上、中叶）大细胞癌，中央型，范围 3cm×2cm×2cm，未累及肺被膜，未累及上、下支气管断端。送检各组淋巴结未见癌转移。

2. 解剖学上，右主支气管起自隆突，长约 2.5cm，直径为 1.5~2.3cm，与体中线夹角为 20°~30°。右肺上叶支气管距隆突 2.5cm，从后壁发出，与右主支气管成角 90°，延伸至上外方，开口内径为 8~10mm，长 1.00~1.25cm。右肺上叶开口至右肺中叶开口之间的支气管，称为右中间段支气管，长 2~3cm，直径为 10~11mm。

3. 本例患者因右肺中叶结节，PET/CT 检查提示肿瘤可能性大，且右肺中叶较小，水平裂发育不佳，设计手术方案即为联合肺叶切除。术中见右肺中叶支气管单独闭合，右肺上叶支气管采用袖式切除 + 支气管端端吻合，吻合处位于右肺中叶支气管开口近端大约 1.5cm 处。另外，支气管吻合处也可以选择在右肺中叶支气管开口远侧端，即将右肺中上叶视为整体（类似左肺上叶固有段与舌段），一并处理。因病例数较少，两者孰优孰劣，尚无定论。

4. 术后应注意保证支气管吻合口通畅，必要时用支气管镜清除分泌物。术后复查胸部 X 线片，确认右肺下叶复张良好，恢复良好。

5. 本例中，注意保护肺支气管迷走神经的右肺下叶支气管分支，对患者术后恢复是否明显获益，尚需进一步观察与研究。笔者倾向在手术中尽量保留不必要切除的组织和结构，尽最大可能保护患者的解剖和生理功能。

第二节　机器人辅助袖式右肺中叶切除术

一、病例简介

【一般情况】

患者女性，39 岁。主因"查体发现肺部阴影半个月"入院。

【既往史】

糖尿病史 1 年余,无吸烟、饮酒史。

【辅助检查】

1. 胸部增强 CT 检查　显示右肺中叶团片状密度增高影,伴右肺中叶部分肺不张,纵隔未见肿大淋巴结(图 2-2-1)。

2. 纤维支气管镜检查　可见右肺中叶支气管新生物阻塞,新生物形态不规则,窄带成像内镜显像可见表面覆有大量黄白色坏死(图 2-2-2),活检病理结果为"可见少许散在分布核稍大异型细胞",意见为恶性肿瘤细胞。

3. 其他辅助检查　未见肿瘤远处转移征象。心肺功能未见异常。

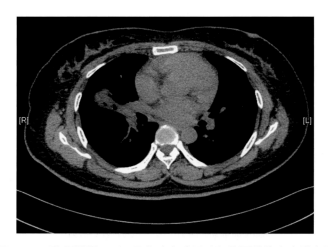

图 2-2-1　胸部增强 CT 可见右肺中叶近肺门处团片状密度增高影

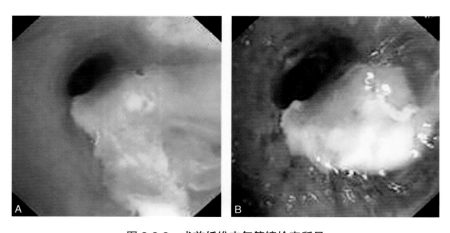

图 2-2-2　术前纤维支气管镜检查所见

A. 纤维支气管镜检查可见右肺中叶支气管新生物生长,阻塞管腔,新生物形态不规则;B. 右肺中叶窄带成像内镜显像。

二、手术方式

【麻醉与患者体位】

双腔气管插管并全身麻醉。患者取左侧卧折刀位,制作腰桥以充分扩展肋间隙。

【设备与器械】

机器人辅助手术系统;单极电凝钩;双极电凝钳;持针器;单极剪刀;无创抓钳;胸腔镜器械若干;电动气腹机。

【切口与机械臂选择】

采用右侧四臂五孔(封闭式全孔)法,胸腔内使用 CO_2 人工气胸。

1. 观察孔　于右腋中线第 7 肋间,置入机器人摄像头臂。

2. 操作孔

(1)1 号臂孔:于右腋前线第 4 肋间,接单极电凝钩、自动结扎钳、单极剪刀和持针器。

(2)2 号臂孔:于右腋后线第 8 肋间,接双极电凝钳。

(3)3 号臂孔:于右肩胛下角线第 9 肋间,接无创抓钳。

3. 辅助孔　于右腋前线第 6 肋间,手术助手用于术中吸引、牵拉、传递缝线和取出标本。

【手术步骤】

1. 探查未见胸腔积液及广泛粘连,叶裂发育一般。本例采用机器人封闭式全孔法操作,3 号臂主要用于暴露手术野,1 号臂和 2 号臂是主操作臂。

2. 用 3 号臂双孔抓钳将肺组织向背侧牵开,1 号臂单极电凝钩和 2 号臂双极电凝钳配合,打开前纵隔胸膜,清扫前肺门淋巴结,同时游离右肺中叶肺静脉(图 2-2-3)。此操作过程要注意保护膈神经,解剖学上右侧膈神经距离右肺上中叶肺静脉汇入部更近一些,由于牵拉及能量等原因,膈神经功能损伤率往往明显高于预估。

3. 用 3 号臂双孔抓钳将肺组织向腹侧牵拉,充分暴露后肺门,打开纵隔胸膜,清扫隆突下淋巴结(图 2-2-4)。

4. 继续游离并清扫右肺上叶支气管与右中间段支气管之间的淋巴结,游离并充分暴露右中间段支气管(图 2-2-5)。

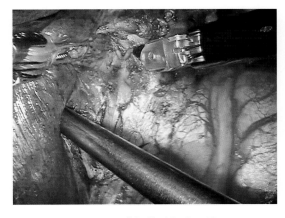

图 2-2-3　清扫前肺门淋巴结,
同时游离右肺中叶肺静脉

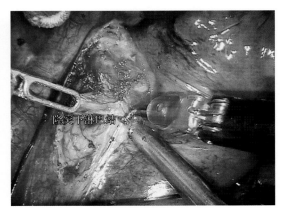

图 2-2-4　清扫隆突下淋巴结

5. 打开右肺叶间裂,清扫右肺叶间裂及右肺中叶支气管旁淋巴结,游离右肺下叶支气管起始部(图 2-2-6)。右肺中叶支气管旁淋巴结往往较多。此时须将右肺中叶支气管与右中间段支气管、右肺下叶支气管交界处完全游离,并充分暴露,明确右肺中叶支气管口肿瘤及淋巴结是否存在壁外侵犯及其外侵范围,必要时结合术中支气管镜,进一步确认病变范围,选择支气管切开位置。

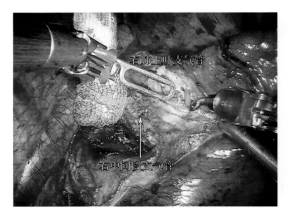

图 2-2-5 清扫右肺上叶支气管与右中间段支气管之间的淋巴结,游离并充分暴露右中间段支气管

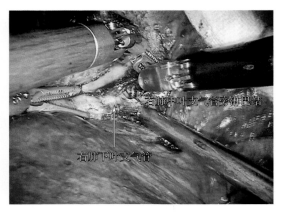

图 2-2-6 清扫右肺叶间裂及右肺中叶支气管旁淋巴结,游离右肺下叶支气管起始部

6. 用直线型切割缝合器处理右肺斜裂(图 2-2-7)。用直线型切割缝合器闭合切断右肺中叶肺静脉(图 2-2-8)。台上助手传递 4 号丝线,主刀医师使用机器人持针器和双极电凝钳配合,结扎右肺中叶肺动脉 A4 支,并用机器人带剪刀持针器剪线(图 2-2-9)。沿右肺下叶支气管开口处用单极剪刀剪开(图 2-2-10)。右肺中叶肺动静脉位于肺门,由于解剖学上的原因,直线型切割缝合器的放置有时不方便,此时可以选择使用机器人自动结扎钳处理;或者直接使用 4 号丝线结扎处理,建议选用机器人专用带剪刀持针器,可以在完成 3 根丝线结扎后直接剪线,不必反复更换器械,以缩短手术时间。

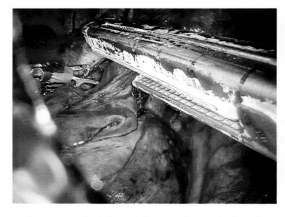

图 2-2-7 用直线型切割缝合器处理右肺斜裂

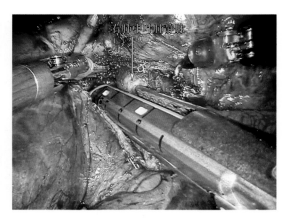

图 2-2-8 用直线型切割缝合器闭合切断右肺中叶肺静脉

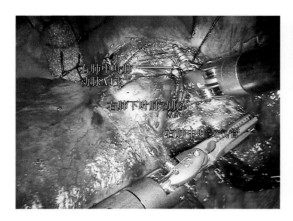

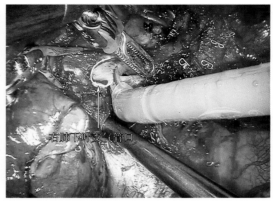

图 2-2-9　用 4 号丝线结扎右肺中叶肺动脉
A4 支，并用机器人带剪刀持针器剪线

图 2-2-10　沿右肺下叶支气管
开口处用单极剪刀剪开

7. 继续用单极剪刀环形剪断右中间段支气管末端（图 2-2-11）。直线型切割缝合器处理右肺中叶肺动脉 A5 支（图 2-2-12）。用直线型切割缝合器处理水平裂（图 2-2-13）。

8. 移除标本，充分游离并暴露右中间段支气管及右肺下叶支气管两断端（图 2-2-14）。

9. 用 3 号臂长钳将肺组织向腹侧牵开，机器人 2 号臂持针器使用第一根 3-0 聚丙烯不可吸收缝线连续缝合右中间段支气管及右肺下叶支气管断端软骨部（图 2-2-15）。继续用第二根 3-0 聚丙烯不可吸收缝线连续缝合两支气管断端膜部，收拢缝线并打结（图 2-2-16）。由于解剖学上此角度，右肺下叶背段肺动脉包绕右肺下叶支气管起始部，缝合时需注意不要误伤背段动脉 A6 支。

10. 最后清扫上纵隔第 2、4 组淋巴结（图 2-2-17）。胸腔注水膨肺无漏气，撤出各机械臂及其器械，放置胸腔引流管，关胸。

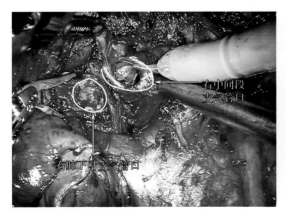

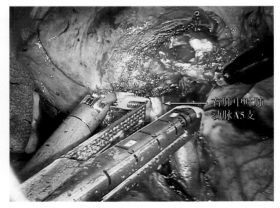

图 2-2-11　用单极剪刀环形剪断
右中间段支气管末端

图 2-2-12　用直线型切割缝合器
处理右肺中叶肺动脉 A5 支

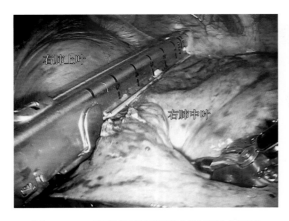

图 2-2-13　用直线型切割缝合器处理水平裂

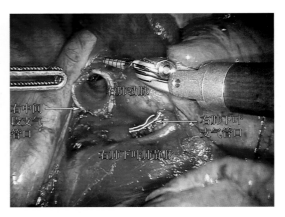

图 2-2-14　移除标本，充分游离并暴露
右中间段支气管及右肺下叶支气管两端

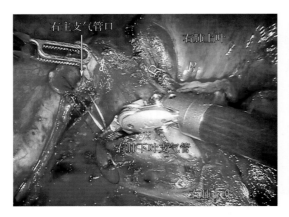

图 2-2-15　用第一根 3-0 聚丙烯不可吸收缝线连续
缝合右中间段支气管及右肺下叶支气管两端软骨部

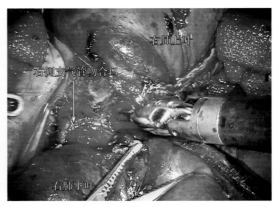

图 2-2-16　继续用第二根 3-0 聚丙烯不可吸收缝线
连续缝合两端支气管膜部，完成后打结

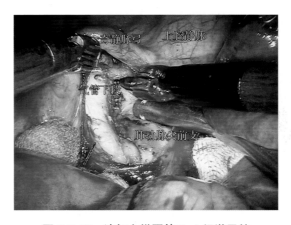

图 2-2-17　清扫上纵隔第 2、4 组淋巴结

三、小结

1. 术后病理结果为（右肺中叶）小细胞肺癌，范围 5cm×3cm，送检支气管上、下切缘均未见癌累及，送检各组淋巴结未见转移。（术中冷冻上下切缘黏膜呈慢性炎症反应，局灶边缘外膜层处见少量癌细胞。再次切除远、近端支气管环，再次冷冻检查上下切缘均为阴性。）

2. 解剖学上，右肺中叶支气管开口于前壁，长约 1.5cm，内径为 7mm，分出外侧段、内侧段支气管。于右肺中叶支气管开口水平即分出右肺下叶背段支气管，开口于右肺中叶支气管对侧，即后壁。继续向下约 1.5cm 分出右肺下叶内、前、外、后基底段支气管。

3. 袖式右肺中叶切除术较少被使用，同其他的袖式肺叶切除术相比，难度也是较大的。一方面，由于解剖学上的特点，右肺中叶支气管与右肺下叶支气管开口很近，而且右肺下叶背段支气管开口与之相对，甚至会高于右肺中叶支气管开口位置。因此，切开方向与支气管长轴垂直的基本思路在袖式右肺中叶切除术中未必适用，大多需要斜行向上切开，以吻合安全和无瘤切缘为原则。必要时切除右肺下叶背段。另一方面，由于右肺上、下叶的存在，空间较小；尤其是由于右肺下叶肺动、静脉的影响，吻合时暴露有一定困难。

第三节　机器人辅助袖式右肺下叶切除术

一、病例简介

【一般情况】

患者男性，56 岁。主因"查体发现右侧肺部阴影 18 天"入院。

【既往史】

既往体健，吸烟史 30 年，无饮酒史。

【辅助检查】

1. 胸部 CT 检查　右肺下叶支气管起始部内可见不规则形软组织密度影，大小约 7mm×8mm×10mm，局部支气管腔几乎闭塞。纵隔淋巴结大小在正常范围（图 2-3-1）。

2. 纤维支气管镜检查　右肺下叶支气管开口见新生物（图 2-3-2）。活检病理结果：（右肺下叶新生物活检）黏膜组织呈活动性炎症反应，部分复层扁平上皮呈中 - 重度不典型增生，考虑为鳞状细胞癌（高分化）。

3. PET/CT 检查　右肺下叶支气管起始部管腔内可见不规则软组织密度结节，代谢增高，最大标准摄取值（standardized uptake value maximum, SUVmax）为 3.3；右肺下叶背段支气管及后基底段支气管管壁轻度增厚，节段性分布斑片，无代谢；符合中央型肺癌并阻塞性炎症，请结合临床。

二、手术方式

【麻醉与患者体位】

双腔气管插管并全身麻醉。患者取左侧卧折刀位，制作腰桥以充分扩展肋间隙。

【设备与器械】

机器人辅助手术系统；单极电凝钩；双极电凝钳；机器人持针器；单极剪刀；胸腔镜器械等。

【切口与机械臂选择】

采用右侧三臂四孔法,不使用 CO_2 人工气胸(图 2-3-3)。

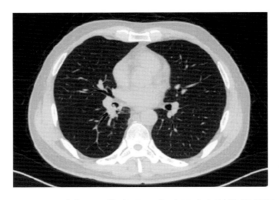

图 2-3-1　胸部 CT 检查显示右肺下叶支气管截断征

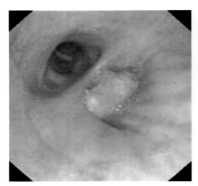 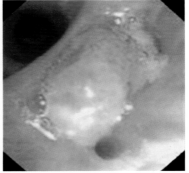

图 2-3-2　纤维支气管镜检查可见右肺下叶支气管开口新生物

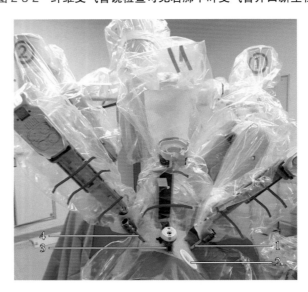

图 2-3-3　切口及机械臂的选择

1:第 4 肋间进 1 号臂;2:第 6 肋间为辅助操作孔;

3:第 7 肋间进镜头臂;4:第 8 肋间进 2 号臂。

1. 观察孔　于右腋中线第 7 肋间,置入机器人摄像头臂。

2. 操作孔

（1）1 号臂孔:于右腋前线第 4 肋间,接单极电凝钩、单极剪刀和持针器。

（2）2 号臂孔:于右腋后线第 8 肋间,接双极电凝钳。

3. 辅助孔　于右腋前线第 6 肋间,手术助手用于术中吸引、牵拉、传递缝线和取出标本。

【手术步骤】

1. 术中探查　本例采用机器人三臂操作,助手辅助暴露手术野,1 号臂和 2 号臂是主操作臂。主刀医师坐于操控台前,配合运用左右手柄和脚踏板,调整镜头位置,移动机械臂,探查未见胸腔积液,胸膜顶见少量粘连,未见明显胸膜侵犯,叶裂发育一般。术中探查需要验证术前的检查结果,探查过程中需要重点对肿瘤位置及范围、是否存在粘连、是否存在胸膜侵犯、是否有胸腔积液、叶裂发育情况、淋巴结是否明显肿大等进行常规评估。

2. 游离肺门并清扫淋巴结

（1）台上助手使用长卵圆钳将右肺组织向腹侧牵拉,暴露右下肺韧带,主刀医师用 1 号臂单极电凝钩从下肺韧带下缘由下向上游离,暴露并清扫第 8、9 组淋巴结（图 2-3-4~图 2-3-6）。在游离过程中,台上助手使用长弯吸引器吸出渗血、渗液。

（2）用 1 号臂单极电凝钩继续向上游离后纵隔胸膜至奇静脉弓下,充分游离并暴露隆突下结构。注意用电凝切断支气管动脉,及时电凝出血点,保证手术野清晰,暴露右主支气管,清扫并取出隆突下第 7、10 组淋巴结（图 2-3-7）。尤其注意保护食管及支气管膜部。然后游离右肺上叶支气管和右中间段支气管之间的三角区域（图 2-3-8）。

（3）多数中央型肺癌患者在术前已经接受支气管镜检查,活检病理确诊为肺部恶性肿瘤,因此可在游离过程中直接清扫肺门及纵隔淋巴结。笔者建议,首先清扫肺门及隆突下淋巴结,可以充分显露相关结构,为下一步支气管切开吻合提供方便。

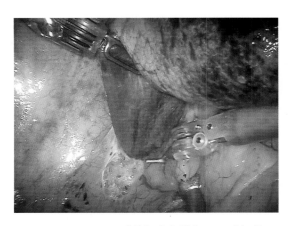

图 2-3-4　用 1 号臂单极电凝钩打开下肺韧带

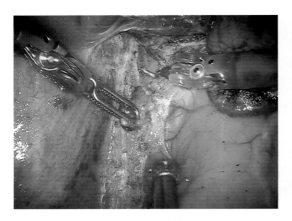

图 2-3-5   清扫下肺韧带第 9 组淋巴结

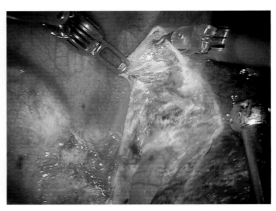

图 2-3-6   继续打开后纵隔胸膜

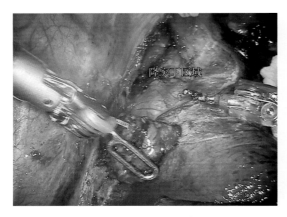

图 2-3-7   清扫并取出隆突下第 7 组淋巴结

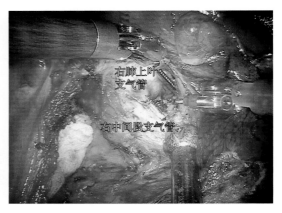

图 2-3-8   游离右肺上叶支气管和
右中间段支气管之间的三角区域

3. 处理右肺下叶动静脉及叶裂

（1）将右肺下叶向后下方牵拉，暴露斜裂，用 1 号臂单极电凝钩打开斜裂发育较好处，顺势清扫第 11、12 组淋巴结。用直线型切割缝合器切断闭合斜裂（图 2-3-9、图 2-3-10）。

（2）然后用直线型切割缝合器依次处理右肺下叶肺静脉、右肺动脉下叶支，充分游离并暴露叶裂区域支气管（图 2-3-11~ 图 2-3-14）。游离及处理肺动、静脉的过程中，如有出血，应首先采取止血措施，如电凝止血、压迫止血、缝合止血等。及时的止血措施首先可保证患者术中的安全，避免不必要的术中输血；其次也可为后续手术操作提供洁净的视野，有助于减少误损伤。

4. 处理右中间段支气管及右肺中叶支气管   充分游离右中间段支气管及右肺中叶支气管，明确肿瘤在管腔外的生长和侵犯情况，以确定安全的支气管腔外切除边界；同时，可使用纤维支气管镜经麻醉气管插管进入，进一步确认肿瘤在气管管腔内的范围，以明确支气管腔内切除的安全边界。确定肿瘤腔内和腔外的边界后，选取最优安全边界，以保证支气管切断位置在腔内、腔外均可达到肿瘤学无瘤安全距离。

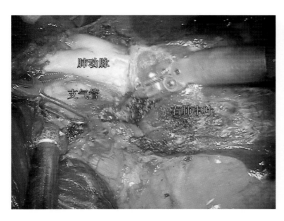

图 2-3-9 清扫右肺中叶支气管旁
第 11、12 组淋巴结

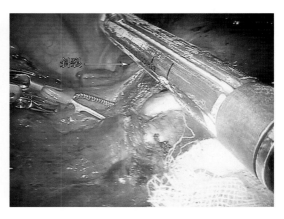

图 2-3-10 用直线型切割缝合器切断闭合斜裂

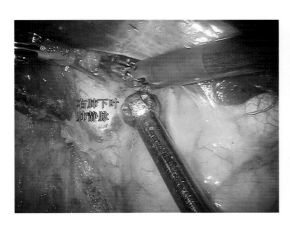

图 2-3-11 充分游离右肺下叶肺静脉

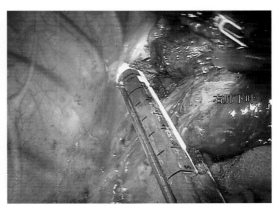

图 2-3-12 用直线型切割缝合器处理右肺下叶肺静脉

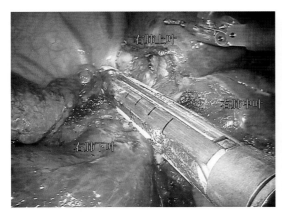

图 2-3-13 用直线型切割缝合器
处理右肺动脉下叶支

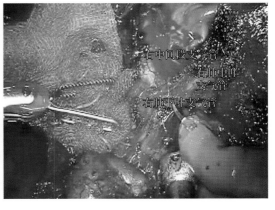

图 2-3-14 充分游离并暴露叶裂区域支气管

本例患者在确定支气管切除位置后，主刀医师 1 号臂换为单极剪刀，使用单极剪刀环形剪断右肺中叶支气管及右中间段支气管，显露管腔内肿物（图 2-3-15~ 图 2-3-17 ）。将切除的右肺下叶标本置入 8 号乳胶手套内并取出（图 2-3-18 ）。并立即送检支气管切缘，由快速冷冻病理明确上、下切缘是否被肿瘤累及。

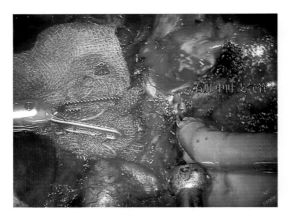

图 2-3-15   用单极剪刀环形剪断右肺中叶支气管

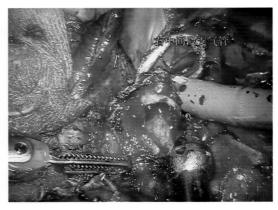

图 2-3-16   用单极剪刀环形剪断右中间段支气管

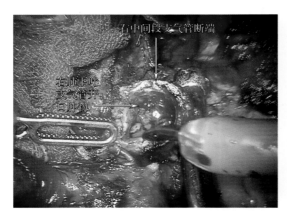

图 2-3-17   牵开右中间段支气管断端，
可见右肺下叶支气管开口肿物

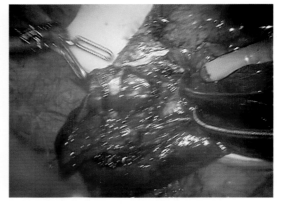

图 2-3-18   将切除的右肺下叶标本
置入 8 号乳胶手套内并取出

5. 吻合右中间段支气管和右肺中叶支气管

（1）碘伏球浸泡支气管内腔，待支气管切缘的冷冻病理回报，若支气管上下切缘均未被肿瘤累及，则进行下一步支气管端端吻合。若支气管上下叶切缘其中任一切缘被肿瘤累及，则需进一步扩大切除并继续送检切缘，直到切缘未被肿瘤累及。

（2）充分游离右肺中叶支气管，用单极剪刀修剪右肺中叶支气管断端及右中间段支气管断端，使之切缘整齐，便于缝合。1 号臂更换机器人持针器，准备 2 根 3-0 不可吸收缝线（图 2-3-19 ）。

（3）用第一根 3-0 不可吸收缝线缝合右肺中叶支气管与右中间段支气管软骨部，逆时针方向连续缝合两支气管断端；用第二根缝线缝合右中间段支气管及右肺中叶支气管部分软骨部和全部膜部（图2-3-20~图2-3-22）。由于右中间段支气管和右肺中叶支气管管腔内径差距较大，初始缝合即应当注意针距的调整，通常缝合右中间段支气管时，针距较宽，为3mm左右，而缝合右肺中叶支气管时，针距较窄，为2mm左右。缝合完毕后收紧缝线，同时将右肺中叶支气管整体置入右中间段支气管管腔内，分别完成第一个、第二个结，之后显露吻合口（图2-3-23~图2-3-26，视频2）。

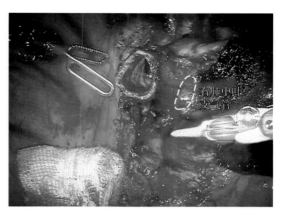

图 2-3-19 充分显露右肺中叶支气管及右中间段支气管断端

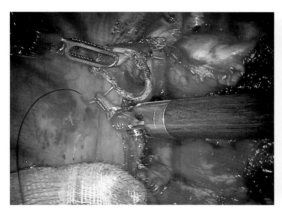

图 2-3-20 用第一根3-0不可吸收缝线缝合右中间段支气管及右肺中叶支气管部分软骨部

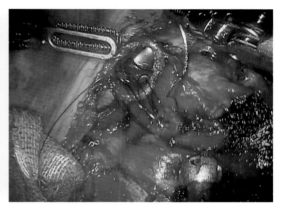

图 2-3-21 继续缝合

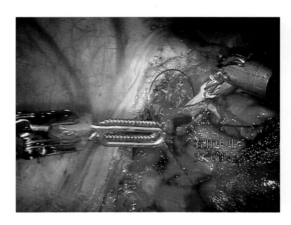

图 2-3-22 用第二根3-0不可吸收缝线缝合支气管膜部

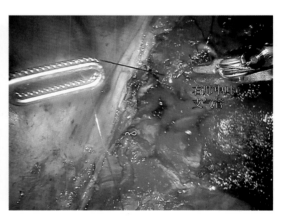

图 2-3-23 缝合完毕后收紧缝线，同时将右肺中叶支气管整体置入右中间段支气管管腔内

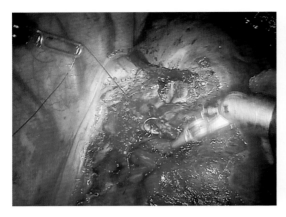

图 2-3-24　完成第一个结

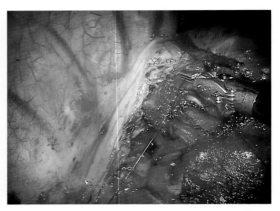

图 2-3-25　完成第二个结

视频 2　机器人辅助袖式右肺下叶切除术

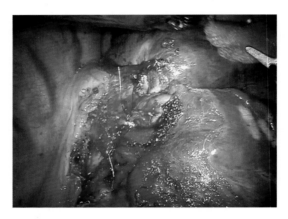

图 2-3-26　显露吻合口

6. 清扫淋巴结　将右侧肺组织向尾侧牵拉,暴露上纵隔区域,清扫第 2、4 组淋巴结,注意保护奇静脉弓、上腔静脉、膈神经、迷走神经及喉返神经等组织结构(图 2-3-27)。

7. 冲洗胸腔　用蒸馏水冲洗胸腔,吸痰膨肺,观察支气管吻合口是否漏气,如无漏气,术毕。如有漏气,则需寻找漏气点,加针缝合,再次冲洗胸腔,直到无漏气发生。本例冲洗膨肺无漏气发生(图 2-3-28)。

8. 撤除机械臂　上纵隔位置放置明胶海绵填充,撤出各机械臂及其器械。于观察孔放置胸腔引流管,接胸腔闭式引流。关胸。

三、小结

1. 术后病理结果为(右肺下叶)中分化鳞状细胞癌,中央型,共 2 处,直径分别为 0.5cm、1.0cm,侵透支气管壁达周围肺组织,未侵及脏层胸膜;送检 N1、N2 站各组淋巴结均未见癌转移。经 CD31 及 D2-40 染色,间质脉管内未见癌栓,Ki-67 阳性率约为 70%。

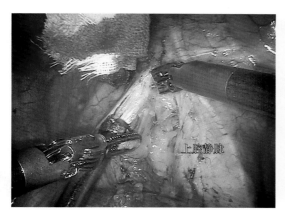
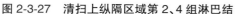

图 2-3-27　清扫上纵隔区域第 2、4 组淋巴结

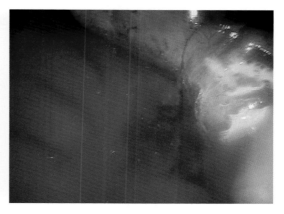

图 2-3-28　胸腔注水膨肺无漏气

2. 解剖学上，右肺下叶支气管可视为右中间段支气管的延续，于右肺中叶支气管开口水平分出右肺下叶背段支气管，继续向下 1.5cm 分出内、前、外、后基底段支气管；而右肺下叶背段支气管开口与右肺中叶支气管开口处于相同水平，开口于右肺中叶支气管对侧（即下叶支气管后壁）。

3. 袖式右肺下叶切除术通常适用于肿瘤累及右肺下叶开口或向右中间段支气管末端延伸，又未直接侵犯右肺中叶的病例。尽管右肺中叶较小，但能够为患者多保留两个肺段的肺功能，有益于术后快速康复和提高生活质量。该手术的特点是右中间段支气管管腔口径（1.0~1.1cm）和右肺中叶支气管管腔口径（约 0.7cm）差距较大，直接端端对接通常有困难，处理方法：①缝合开始即要考虑控制缝针的针间距，通常是右中间段支气管针间距宽一些，右肺中叶支气管针间距紧密一些。②可以考虑采用"套入式吻合"，即在缝合时有计划地将右肺中叶支气管套至于右中间段支气管管腔内，一是解决支气管口径不匹配的问题，二是调整吻合后右肺中叶支气管的走行角度，二者长轴原本相差约 45°。③膜部缝缩法：右中间段支气管管腔较粗，先缝合其软骨部，完成吻合后，多余膜部可顺势缝合；或者先行缝缩膜部，缩小右中间段支气管管腔，再实施端端吻合。

4. 术前右肺中叶支气管几乎垂直发自右中间段支气管，而吻合后右肺中叶支气管的走行方向发生较大改变，成为右中间段支气管的延续。另外，因右肺中叶支气管管口较窄，要及时处理呼吸道分泌物潴留，术后可积极行支气管镜检查吻合口的情况。远期如果因为吻合口肉芽组织增生，形成支气管狭窄，应及时处理。本例术后复查胸部 CT 显示支气管通畅（图 2-3-29）。

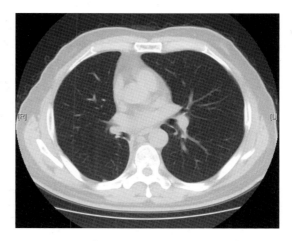

图 2-3-29　术后复查胸部 CT 显示支气管通畅

第四节   机器人右肺中下叶袖式切除术

一、病例简介

【一般情况】

患者男性,40岁。主因"咳嗽、咳痰,偶伴痰中带血丝20余天"入院。

【既往史】

既往体健。

【辅助检查】

1. 胸部增强CT检查   显示右肺门团片状软组织密度影,增强扫描呈延迟均匀强化,右中间段支气管管壁增厚狭窄,右肺中叶体积略小。考虑肿瘤可能且合并右肺中叶轻度膨胀不全(图2-4-1)。纵隔内未见肿大淋巴结。

2. 纤维支气管镜检查   显示右中间段支气管病变呈浸润性生长(图2-4-2),行右中间段支气管窄带成像内镜(narrow-band imaging, NBI)见血管丰富。活检病理结果为腺癌,考虑小涎腺源性。

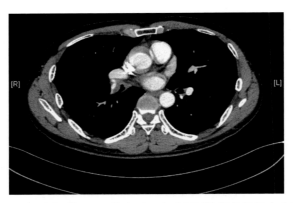

图2-4-1   胸部增强CT检查显示右肺门团片状软组织密度影,
增强扫描呈延迟均匀强化,右中间段支气管管壁增厚狭窄

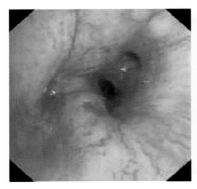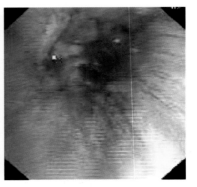

图2-4-2   纤维支气管镜检查可见右中间段支气管病变呈浸润性生长

3. 心肺功能检查 未见异常。

二、手术方式

【麻醉与患者体位】

双腔气管插管并全身麻醉。患者取左侧卧折刀位,制作腰桥以充分扩展肋间隙。

【设备与器械】

机器人辅助手术系统;单极电凝钩;双极电凝钳;机器人持针器;单极热剪;无创抓钳;胸腔镜器械若干;人工气腹机。

【切口与机械臂选择】

(右手侧)

选用右侧四臂五孔(封闭式全孔)法,使用 CO_2 人工气胸(图 2-4-3)。

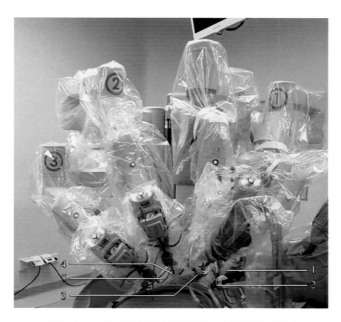

图 2-4-3 切口选择及四臂五孔法(封闭式全孔)

1:第 4 肋间进 1 号臂;2:第 6 肋间为辅助操作孔(接 CO_2 气腹机);
3:第 7 肋间进镜头;4:第 8 肋间进 2 号臂;5:第 9 肋间进 3 号臂。

1. 观察孔 于右腋中线第 7 肋间,置入机器人摄像头臂。

2. 操作孔

(1)1 号臂孔:于右腋前线第 4 肋间,接单极电凝钩、自动结扎钳、单极热剪和持针器。

(2)2 号臂孔:于右腋后线第 8 肋间,接双极电凝钳。

(3)3 号臂孔:于右肩胛下角线第 9 肋间,接无创抓钳。

3. 辅助孔 于右腋前线第 6 肋间,手术助手用于术中吸引、牵拉、传递缝线和取出标本。

【手术步骤】

1. 主刀医师采用达芬奇机器人右侧四臂五孔(封闭式全孔)法操作。3 号臂主要用于暴露手术野,1 号臂和 2 号臂是主操作臂。置入机器人摄像头臂,并外接电动 CO_2 气腹机,流量设置为 5~10cmH$_2$O,可见肺组织逐步萎陷,分别安装各机械臂及其器械。探查未见胸腔积液、粘连,未见明显胸膜侵犯,叶裂发育一般,淋巴结未见明显肿大。

2. 本例患者术前支气管活检病理提示恶性肿瘤,可在游离过程中清扫肺门及纵隔淋巴结,可充分游离并显露肺门结构,为下一步支气管或肺动脉切开吻合创造空间。将右肺下叶向前上牵拉,暴露右下肺韧带,用单极电凝钩从右下肺韧带下缘由下向上游离,暴露并清扫第 8、9 组淋巴结(图 2-4-4)。

3. 继续向上解剖后肺门,暴露隆突下结构。充分游离隆突下结构,注意电凝切断支气管动脉,及时电凝出血点,保证手术野清晰,打开后纵隔胸膜,暴露右主支气管,清扫第 7、10 组淋巴结(图 2-4-5、图 2-4-6)。注意保护食管及支气管。

4. 暴露右主支气管、右肺上叶支气管、右中间段支气管之间区域,清扫右肺上叶支气管和右中间段支气管之间的淋巴结(图 2-4-7)。本例患者需要行右肺中下叶袖式切除术,即行右主支气管与右肺上叶支气管端端吻合,则需将右肺上叶支气管及右中间段支气管起始部完整暴露出来,以便确定安全的切缘和方便后期的吻合操作。

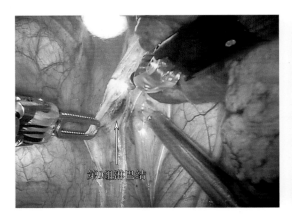

图 2-4-4   用单极电凝钩从右下肺韧带下缘由下向上游离,暴露并清扫第 8、9 组淋巴结

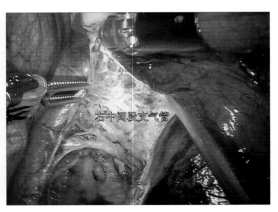

图 2-4-5   打开后纵隔胸膜,暴露右中间段支气管

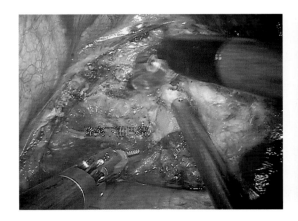

图 2-4-6   清扫第 7、10 组淋巴结

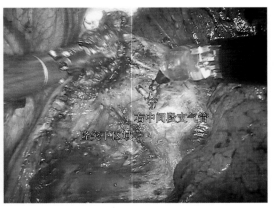

图 2-4-7   清扫右肺上叶支气管和右中间段支气管之间的淋巴结

5. 将右肺下叶向头侧牵拉,打开前纵隔胸膜,暴露右肺下叶及中叶肺静脉(图 2-4-8)。打开发育较好的水平裂(图 2-4-9)。用直线型切割缝合器闭合并切断右肺下叶肺静脉(图 2-4-10、图 2-4-11)。继续游离并用同样方法闭合并切断右肺中叶肺静脉(图 2-4-12、图 2-4-13)。将肺向头侧牵拉,游离并依次显露剩余右侧支气管、右肺动脉、右肺上叶肺静脉(图 2-4-14)。

6. 将肺组织向腹侧牵拉,充分暴露支气管区域。机器人单极热剪依次切开右肺上叶支气管及右主支气管,并清扫右主支气管深侧淋巴结(图 2-4-15~ 图 2-4-18)。

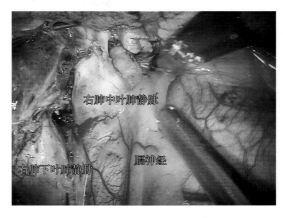

图 2-4-8 打开前纵隔胸膜,
暴露右肺下叶及中叶肺静脉

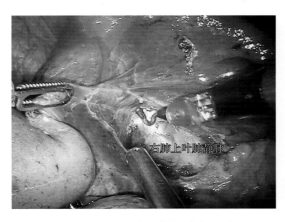

图 2-4-9 打开发育较好的水平裂

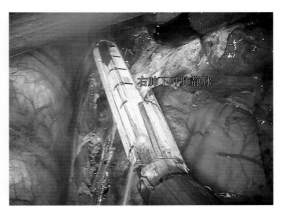

图 2-4-10 用直线型切割缝合器
闭合右肺下叶肺静脉

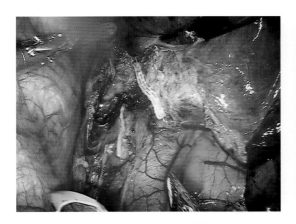

图 2-4-11 用直线型切割缝合器
切断右肺下叶肺静脉

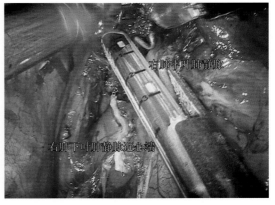

图 2-4-12 用直线型切割缝合器
闭合右肺中叶肺静脉

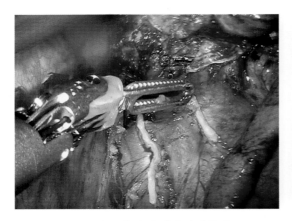

图 2-4-13　切断右肺中叶肺静脉

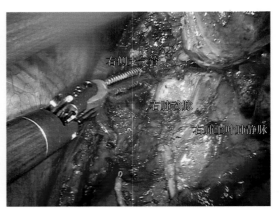

图 2-4-14　将肺向头侧牵拉，游离并依次显露
剩余右侧支气管、右肺动脉、右肺上叶肺静脉

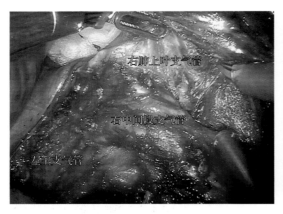

图 2-4-15　将肺组织向腹侧牵拉，
充分暴露支气管区域

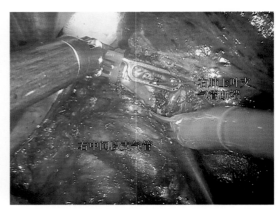

图 2-4-16　切开右肺上叶支气管

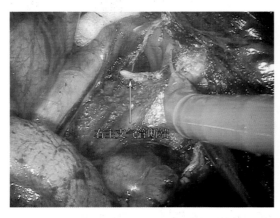

图 2-4-17　切开右主支气管

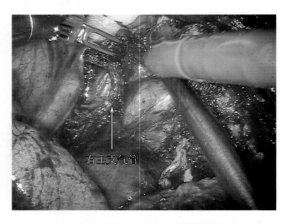

图 2-4-18　清扫右主支气管深侧淋巴结

7. 继续游离,可见肿瘤组织与肺动脉关系紧密。用自动结扎钳处理右肺中叶肺静脉分支。游离并充分暴露右肺动脉,用无损伤血管阻断钳阻断右肺动脉根部。用直线型切割缝合器闭合并切断右肺动脉中下支(图 2-4-19~图 2-4-24)。

8. 牵开肺组织,可见右中间段支气管开口处病变组织浸润(图 2-4-25)。用直线型切割缝合器处理发育不佳的后方斜裂(图 2-4-26)。然后将切除之右肺中下叶及支气管环置入 8 号乳胶手套。延长辅助切口,将标本取出。并送检支气管切缘的快速冷冻病理,明确上下切缘是否被肿瘤累及。

9. 清扫上纵隔第 2、4 组淋巴结及第 3a 组淋巴结,注意保护气管、奇静脉弓、上腔静脉、膈神经、迷走神经等组织(图 2-4-27~ 图 2-4-29)。

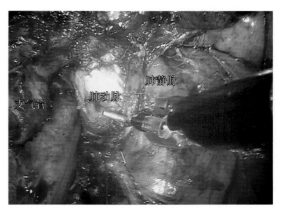

图 2-4-19 继续游离,可见肿瘤组织与肺动脉关系紧密

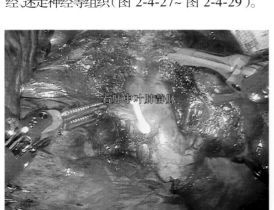

图 2-4-20 用自动结扎钳处理右肺中叶肺静脉分支

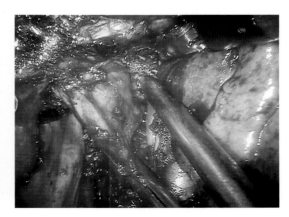

图 2-4-21 游离并充分暴露右肺动脉,用无损伤血管阻断钳夹闭之

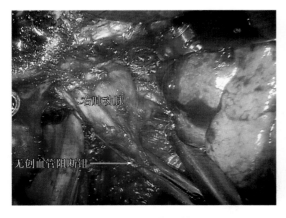

图 2-4-22 用无损伤血管阻断钳阻断右肺动脉根部

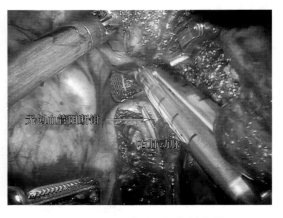

图 2-4-23 用直线型切割缝合器闭合右肺动脉中下支

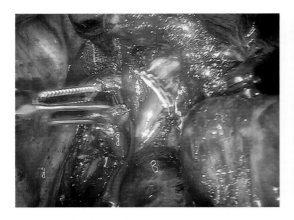

图 2-4-24　用直线型切割缝合器
切断右肺动脉中下支

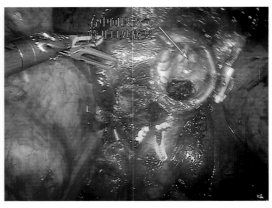

图 2-4-25　可见右中间段支气管
开口处病变组织浸润

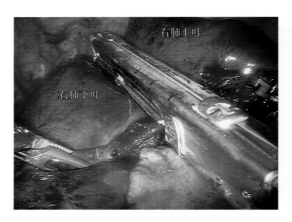

图 2-4-26　用直线型切割缝合器
处理发育不佳之后方斜裂

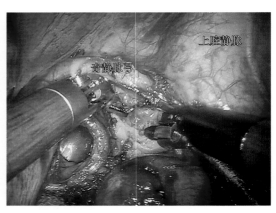

图 2-4-27　奇静脉弓下游离

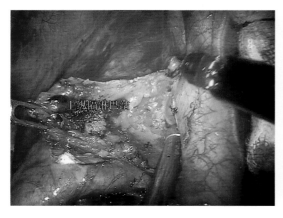

图 2-4-28　继续清扫上纵隔第 2、4 组淋巴结

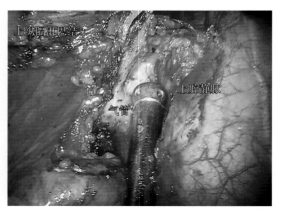

图 2-4-29　继续清扫上纵隔第 3a 组淋巴结

10. 充分暴露右主支气管和右肺上叶支气管,用单极热剪修剪右主支气管断端及右肺上叶支气管断端,1 号臂更换持针器准备吻合,准备两根 3-0 不可吸收缝线。右手侧持针器和左手侧双极电凝钳相配合,缝合右主支气管和右肺上叶支气管两断端。第二根缝线继续缝合两侧支气管膜部,收紧缝线,打结(图 2-4-30~ 图 2-4-35,视频 3)。

11. 用蒸馏水冲洗胸腔,吸痰膨肺,观察支气管吻合口无漏气发生(图 2-4-36)。撤出机械臂及镜头臂,于观察孔放置胸腔引流管,接胸腔闭式引流,关胸。

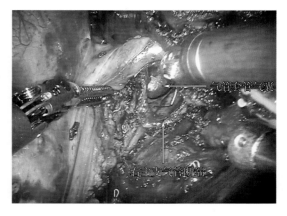

图 2-4-30 开始缝合支气管

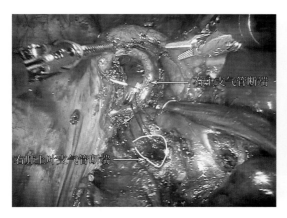

图 2-4-31 右手侧持针器和左手侧
双极电凝钳相配合,继续缝合

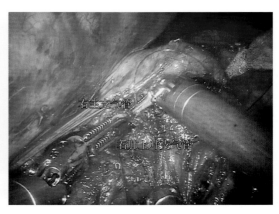

图 2-4-32 第二根缝线继续缝合两侧支气管膜部

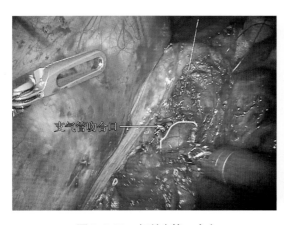

图 2-4-33 打结(第一个)

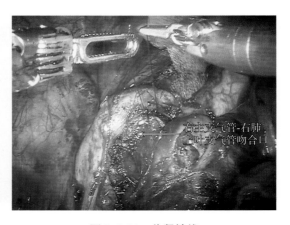

图 2-4-34 收紧缝线

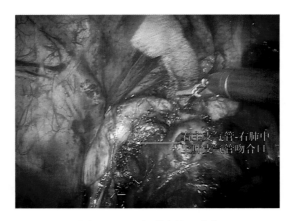

右主支气管-右肺中上叶支气管吻合口

图 2-4-35　打结（第二个）

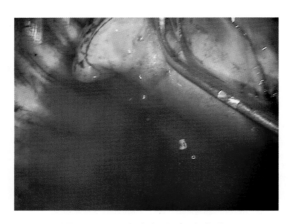

图 2-4-36　冲洗胸腔，吸痰膨肺，
观察支气管吻合口未见漏气

三、小结

1. 术后病理结果为右肺中下叶腺样囊性癌，范围 2.5cm×2.0cm，侵及气管壁，侵及肺组织，神经侵犯（+），脉管癌栓（+），N1 站 10 组（2/4）淋巴结见癌转移，N2 站诸组淋巴结未见癌转移。

2. 解剖学上，右肺上叶支气管长 1.00~1.25cm，属于肺内支气管，缺乏主支气管的马蹄形结构，膜部较窄。理论上，吻合时右肺上叶支气管将顺时针旋转 90°左右。支气管吻合技术与袖式右肺上叶切除术是相似的。

3. 腺样囊性癌的特征表现是浸润气管支气管黏膜下层，要比肉眼所见的距离远。使得手术切缘阳性的可能性增加。本例由于病变沿黏膜下延伸，标准肺中下叶切除不能保证无瘤切缘，需行支气管袖式切除术。术后放疗是实现长期控制的重要因素，尽管切缘阳性或淋巴结阳性，但仍能获得长期生存。但是作为外科手术来说，还是力求实施 R0 根治性切除，将最有利于患者。

4. 本例患者术后采取化疗及放疗。术后 1 年半随访健在，无复发。

第五节　机器人辅助袖式左肺上叶切除术

一、机器人辅助袖式左肺上叶切除术（支气管前入路吻合）

（一）病例简介

【一般情况】

患者男性，52 岁。主因"1 个月前无明显诱因出现咳嗽、咳痰，痰中带血"入院。

【辅助检查】

1. 胸部增强 CT 检查　左肺上叶近肺门处可见占位性病变，中央型肺癌可能性大（图 2-5-1）。

2. 支气管镜检查　左肺上叶支气管开口处可见新生物突出，完全堵塞左肺上叶支气管管腔，表面坏死（图 2-5-2）。

3. PET/CT 检查　提示左肺上叶近肺门肿物代谢增高，SUVmax 为 7.3，未见远处转移征象。

4. 心肺功能检查　未见异常。

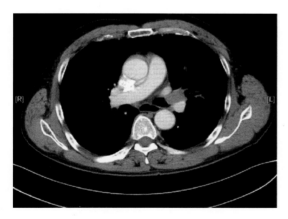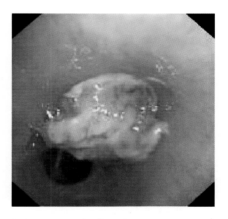

图 2-5-1　胸部增强 CT 检查可见左肺上叶肺门处肿物，左肺上叶支气管截断

图 2-5-2　支气管镜检查可见左肺上叶支气管开口新生物突出，完全堵塞管腔

（二）手术方式

【麻醉及患者体位】

双腔气管插管并全身麻醉。患者取右侧卧折刀位，制作腰桥以充分扩展肋间隙。

【设备及器械准备】

机器人辅助手术系统；单极电凝钩；双极电凝钳；持针器；单极剪刀；无创抓钳；胸腔镜器械；电动气腹机等。

【切口与机械臂选择】

本例采用左侧四臂五孔（封闭式全孔）法，用 CO_2 人工气胸。

1. 观察孔　于左腋中线第 7 肋间,置入机器人专用摄像头。

2. 操作孔

（1）1 号臂孔（右手侧）：于左腋后线第 8 肋间,接单极电凝钩、单极剪刀和持针器。

（2）2 号臂孔（左手侧）：于左腋前线第 4 肋间,接双极电凝钳。

（3）3 号臂孔：于左肩胛下线第 9 肋间,接无创抓钳。

3. 辅助孔　于左腋前线第 6 肋间,手术助手用于术中吸引、牵拉、传递缝线和腔镜血管阻断器械。

【手术步骤】

1. 置入机器人摄像头臂,并外接电动 CO_2 气腹机,流量设置为 5~10cmH₂O,可见肺组织逐步萎陷,分别安装各机械臂及其器械。

2. 用 3 号臂双孔抓钳将肺组织向腹侧牵开,打开后纵隔胸膜,清扫隆突下淋巴结（图 2-5-3）。经左侧入路的隆突下位置往往较深,同时由于降主动脉的遮挡,因此暴露较右侧困难。此时可充分发挥机器人手臂的优势,通过调整机械手末端角度,可以顺利完成清扫。在隆突下淋巴结完整清扫过程中,须注意保护右侧支气管膜部、右侧胸膜及右侧迷走神经,尤其不能损伤右肺下叶肺静脉。这些重要解剖结构可以在机器人双目镜下 3D 视野中充分辨识。

3. 游离前肺门,清扫肺门淋巴结。解剖并充分显露左肺上叶肺静脉,用直线型切割缝合器闭合并切开左肺上叶肺静脉（图 2-5-4）。游离主 - 肺动脉窗,清扫第 4、5、6 组淋巴结。注意保护左喉返神经。

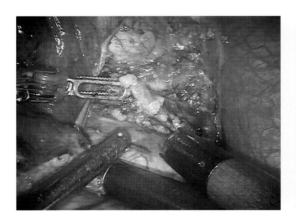

图 2-5-3　清扫隆突下淋巴结

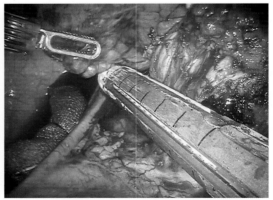

图 2-5-4　用直线型切割缝合器
处理左肺上叶肺静脉

4. 充分游离左主支气管及左肺上叶、下叶支气管,观察肿瘤在管腔外的生长和侵犯情况。在确定肿瘤腔内和腔外边界后,用单极剪刀环形离断左肺下叶支气管（图 2-5-5）,继续用单极剪刀离断左主支气管（图 2-5-6）。

5. 切断支气管后充分显露肺动脉,以直线型切割缝合器处理左肺舌段及尖前支动脉等分支（图 2-5-7）。将切除的左肺上叶肺组织及支气管环整体置入 8 号乳胶手套,移除左肺上叶肺组织及支气管环（图 2-5-8）。送检支气管切缘,确保切缘未见癌累及。临床上,肿瘤

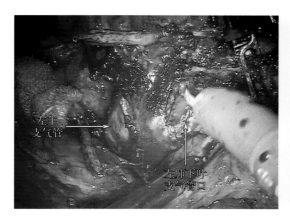

图 2-5-5 用单极剪刀环形离断左肺下叶支气管

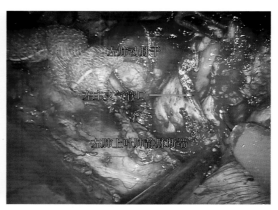

图 2-5-6 用单极剪刀离断左主支气管

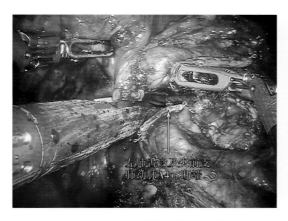

图 2-5-7 用直线型切割缝合器处理
左肺舌段及尖前支肺动脉等分支

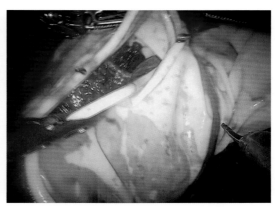

图 2-5-8 用 8 号乳胶手套取出切除的
左肺上叶肺组织及支气管环

及肿大淋巴结与左肺上叶尖前支动脉关系密切,游离过程中发现尖前支动脉近起始部与肿瘤关系密切,不排除累及可能,所以最后处理。待支气管、静脉和其他动脉分支被闭合切断后,尖前支动脉起始部被充分暴露。此时,若主刀医师预判肿瘤与之关系密切,不必勉强游离尖前支动脉远侧,以免引起意外出血。主刀医师可以用双极电凝钳及单极电凝钩配合牵拉肺组织,将直线型切割缝合器仔细地置入尖前支动脉根部,夹闭,击发,闭合并切断之,切除部分包含一部分肺动脉侧壁。

6. 主刀医师用 3 号臂双孔抓钳将左肺下叶向背侧牵开,充分暴露手术野。本例手术采用前入路支气管吻合法,在呈弓形的左肺动脉下方,连续缝合左主支气管 - 左肺下叶支气管。首先用第一根 3-0 不可吸收缝线缝合支气管膜部,继续连续缝合支气管软骨部(图 2-5-9~ 图 2-5-12)。缝合支气管全周后,用持针器和双极电凝钳配合,完成第一个结。用 3 号臂无创抓钳将左肺动脉挡向后方,继续完成第二个结(图 2-5-13、图 2-5-14,视频 4)。

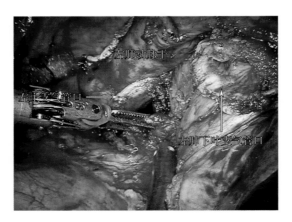

图 2-5-9　移除标本后,充分暴露手术野

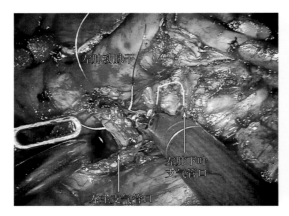

图 2-5-10　将左肺下叶向背侧牵开,在左肺动脉下方,连续缝合左主支气管 - 左肺下叶支气管

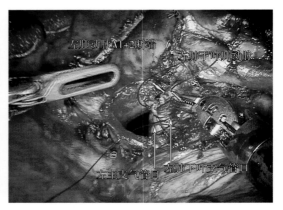

图 2-5-11　用第一根 3-0 不可吸收缝线缝合支气管膜部

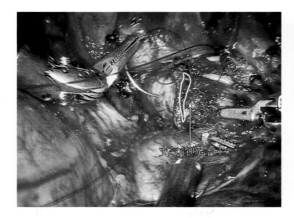

图 2-5-12　继续连续缝合支气管软骨部

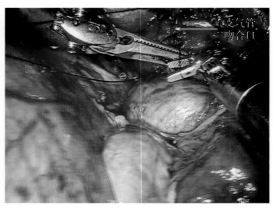

图 2-5-13　用持针器和双极电凝钳配合,完成第一个结

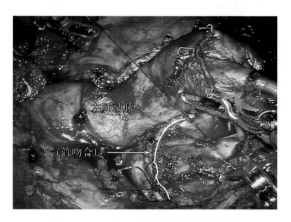

视频 4　机器人辅助袖式左肺上叶切除支气管吻合术

图 2-5-14　用 3 号臂无创抓钳将左肺动脉挡向后方,继续完成第二个结

7. 冲洗胸腔,膨肺检查支气管吻合口无漏气(图 2-5-15)。彻底止血,清点纱布器械无误后,撤出机器人机械臂,于腋中线第 7 肋间放置引流管 1 根,关胸、术毕。

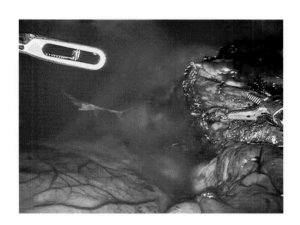

图 2-5-15　胸腔注水膨肺

（三）小结

1. 术后病理结果为左肺上叶中分化鳞状细胞癌,累及支气管壁,送检支气管远近切缘均未见癌残留,送检 N1 及 N2 站淋巴结未见癌转移。

2. 解剖学上,左侧肺叶构成与右侧肺叶稍有不同,由于左肺没有明确的辅叶间裂（水平裂）,故仅被主叶间裂（斜裂）分为上、下两叶。从气管分叉到左肺上叶支气管开口处,左主支气管长 4~6cm,与体中线夹角为 40°~55°,经过主动脉弓下方,位于肺动脉的下方偏前侧,左肺上叶肺静脉后方,大约有 2 根支气管动脉与之伴行。左肺上叶支气管长 1~2cm,左肺下叶支气管较短,往往开口处即发出下叶背段支气管。相较于右侧支气管,左侧缺乏中间段支气管。

3. 相较于袖式右肺上叶切除术,袖式左肺上叶切除术及吻合难度稍大。一方面,左肺下叶支气管长度较短,需注意左肺下叶背段支气管起始部的位置,它往往决定袖式左肺上叶切除术的远端支气管断端的位置,若起始部位置过高,必要时需联合背段支气管切除。另一方面,左肺动脉与左主支气管关系紧密,缝合时避免缝针误伤。

4. 袖式左肺上叶切除后的支气管重建方式,可以分为支气管前入路吻合及后入路吻合,各有优劣。前入路吻合的特点是:①操作时解剖结构基本在原位,左主支气管及左肺下叶支气管的软骨部和膜部容易辨识,较好地做到软骨部对软骨部,膜部对膜部的解剖对应。②缝合顺序应先缝合膜部,再缝合软骨部。③由于肺动脉在其上方,关系较近,空间较为狭小,缝合进针时不如后入路方便。

5. 采用支气管后入路吻合法同样可以安全便捷地完成端端缝合。此时,肺组织被牵拉向腹侧,会导致左肺下叶支气管有一定程度的旋转,同时因左肺下叶支气管膜部范围较窄,缝合时需仔细辨识,尽量调整并使其与左主支气管解剖对应。也有学者认为,即使软骨部和膜部并未严格对应,只要不出现支气管吻合口远近部明显扭转,也是安全的。

二、机器人辅助袖式左肺上叶切除术(支气管后入路吻合)

机器人辅助袖式左肺上叶切除支气管后入路吻合术详见图 2-5-16~ 图 2-5-19。

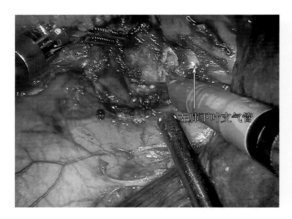

图 2-5-16　用单极剪刀离断左肺
下叶支气管(后入路)

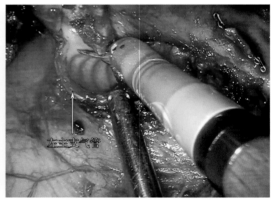

图 2-5-17　用单极剪刀离断左主支气管(后入路)

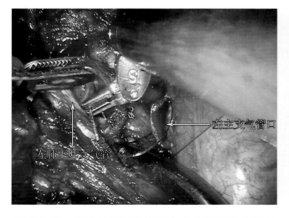

图 2-5-18　将肺组织向前方牵拉,3-0 不可吸收缝线
缝合左主支气管 - 左肺下叶支气管软骨部(后入路)

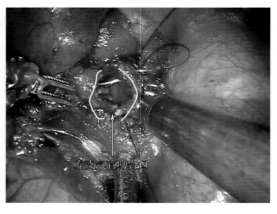

图 2-5-19　继续缝合余下两侧支气管(后入路)

第六节　机器人辅助袖式
左肺下叶切除术

一、病例简介

【一般情况】

患者男性,57 岁。主因"体检胸部 CT 扫描发现左肺下叶近肺门处团片状软组织密度影"入院。

【辅助检查】

1. 胸部 CT 检查　可见左肺下叶近肺门处团片状软组织密度影,支气管截断征,部分肺不张(图 2-6-1)。

2. 支气管镜检查　可见左肺下叶支气管开口被新生物阻塞,表面坏死(图 2-6-2),活检病理为鳞状细胞癌。

3. PET/CT 检查　左肺下叶近肺门处可见不规则软组织密度肿块,不均匀代谢增高,SUVmax 为 9.5;右侧肾上腺软组织密度肿块,代谢增高,SUVmax 约为 7.6。通过以上检查结果,考虑中央型肺癌合并阻塞性肺炎及肾上腺转移瘤可能。

4. 心肺功能检查　未见异常。

术后病理结果:(左肺下叶)基底样鳞癌(200×)(图 2-6-3)。

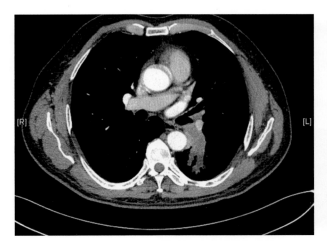

图 2-6-1　术前胸部 CT 检查可见左肺下叶近肺门处团片状软组织密度影,支气管截断征,部分肺不张

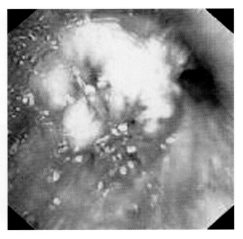

图 2-6-2　支气管镜检查可见左肺下叶支气管开口被新生物阻塞,表面坏死

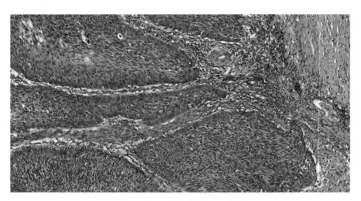

图 2-6-3　（左肺下叶）基底样鳞癌（200×）

二、手术方式

【麻醉与患者体位】

双腔气管插管并全身麻醉。患者取右侧卧折刀位，制作腰桥以充分扩展肋间隙。

【设备与器械准备】

机器人手术系统，单极电凝钩，双极电凝钳，持针器，单极剪刀，胸腔镜器械等。

【切口与机械臂选择】

采用左侧三臂四孔法，含辅助切口，不使用 CO_2 人工气胸。

1. 观察孔　于左腋中线第 7 肋间，接机器人摄像头臂。

2. 操作孔

（1）1 号臂（右手侧）孔：于左腋后线第 7 肋间，接单极电凝钩、持针器、单极剪刀。

（2）2 号臂（左手侧）孔：于左腋前线第 4 肋间，接双极电凝钳。

3. 辅助切口　于左腋前线第 6 肋间，长约 3cm，放置乳胶切口保护套。手术助手利用此辅助切口进行术中吸引、牵拉、传递缝线和取出标本等操作。

【手术步骤】

1. 主刀医师通过控制台使用手柄与脚踏板配合，操纵机械臂探查胸膜腔，未见胸腔积液及肿瘤播散征象。台上助手使用长卵圆钳经辅助切口将左肺下叶牵向前上方。用 1 号臂单极电凝钩打开左下肺韧带及后纵隔胸膜（图 2-6-4）。

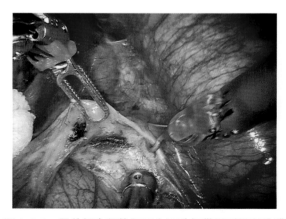

图 2-6-4　用单极电凝钩打开左下肺韧带及后纵隔胸膜

2. 清扫隆突下淋巴结,充分暴露隆突下区域,注意保护支气管膜部(图 2-6-5、图 2-6-6)。向上继续清扫上纵隔第 4L 组淋巴结,尤其注意保护左喉返神经和迷走神经(图 2-6-7、图 2-6-8)。

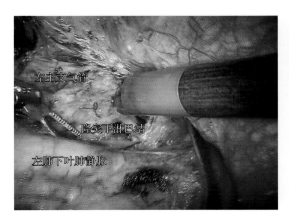

图 2-6-5　清扫隆突下淋巴结

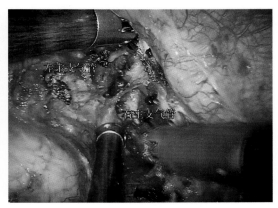

图 2-6-6　继续清扫隆突下淋巴结,
注意保护支气管膜部

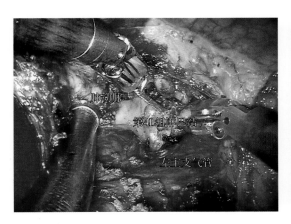

图 2-6-7　清扫上纵隔第 4L 组淋巴结

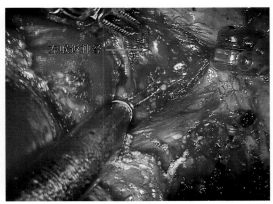

图 2-6-8　注意保护左喉返神经及迷走神经

3. 充分解剖左肺下叶肺静脉,使用直线型切割缝合器将其切断(图 2-6-9)。三臂四孔法由于缺少 3 号臂的牵拉遮挡,肺组织的牵拉和手术野的暴露需要台上助手的配合,因此对主刀医师和助手的配合默契程度要求更高。游离斜裂,游离并暴露左肺下叶肺动脉各分支,一并用直线型切割缝合器闭合切断(图 2-6-10)。

4. 游离左主支气管及左肺上、下叶支气管分叉区域,充分暴露之。更换 1 号臂电凝钩为单极剪刀,先切断左主支气管,继而切断左肺上叶支气管,切开方向要垂直于支气管长轴(图 2-6-11、图 2-6-12)。

5. 用直线型切割缝合器处理发育不全之斜裂(图 2-6-13)。主刀医师操控机械臂与助手配合将左肺下叶肺组织置入取物袋中,自辅助切口取出左肺下叶肺组织及切除的支气管环(图 2-6-14),送支气管切缘行快速冷冻病理检查。

6. 快速病理检查结果回报,送检主支气管及上叶支气管切缘均未见肿瘤累及。准备支气管吻合。

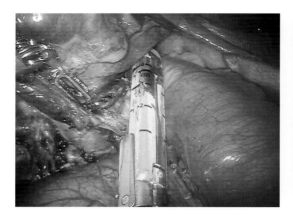

图 2-6-9　用直线型切割缝合器
处理左肺下叶肺静脉

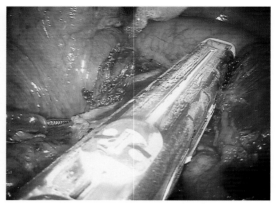

图 2-6-10　用直线型切割缝合器
处理左肺下叶肺动脉

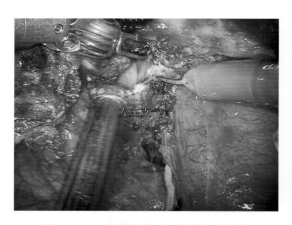

图 2-6-11　用单极剪刀切断左主支气管

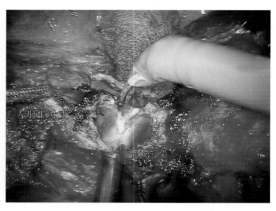

图 2-6-12　用单极剪刀切断左肺上叶支气管

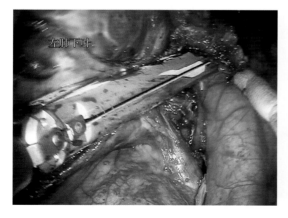

图 2-6-13　用直线切割缝合器处理斜裂

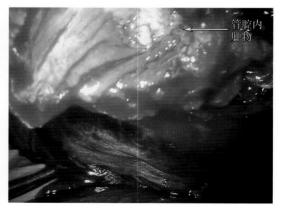

图 2-6-14　用乳胶手套取出左肺下叶
肺组织及支气管环

7. 将右手器械臂更换为持针器。主刀医师使用 3-0 不可吸收缝线采用半连续缝合法将左主支气管 - 左肺上叶支气管断端进行端端吻合，收拢缝线并打结（图 2-6-15~图 2-6-17）。继续清扫上纵隔第 5、6 组淋巴结，注意保护膈神经（图 2-6-18）。

8. 蒸馏水冲洗胸腔，膨肺无漏气（图 2-6-19）。撤出机械臂后关胸。经腋中线第 7 肋间放置引流管 1 枚，置于胸顶。

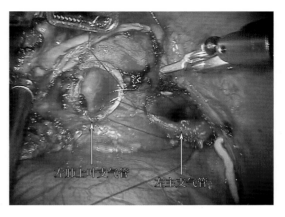

图 2-6-15　连续缝合左主支气管 - 左肺上叶支气管两断端软骨部

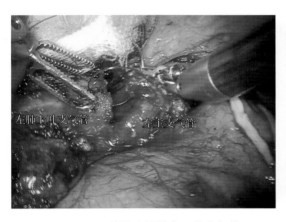

图 2-6-16　继续连续缝合两端支气管

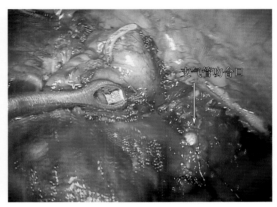

图 2-6-17　缝合完毕，收拢缝线，打结

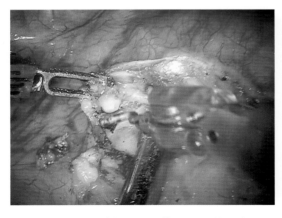

图 2-6-18　清扫上纵隔第 5、6 组淋巴结

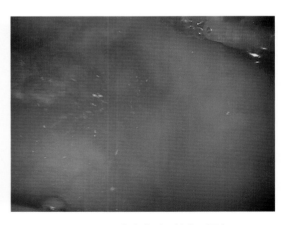

图 2-6-19　冲洗胸腔，膨肺无漏气

三、小结

1. 术后病理结果为左肺下叶基底样鳞状细胞癌伴坏死，中央型，大小为 3.5cm×2.2cm×2.0cm，侵透支气管壁达周围肺组织，未侵达局部肺被膜，未累及支气管上下切缘。送检 N1 及 N2 站各组淋巴结均未见癌转移。

2. 袖式左肺下叶切除术中，由于切断了左肺下叶肺静脉，支气管吻合时空间较大，气道重建难度较袖式左肺上叶切除术简单一些。解剖学上，左肺上叶支气管属于肺内支气管，没有典型主支气管的马蹄形状，膜部较窄，宽度大约是左主支气管膜部的 50%。袖式切除左肺下叶后，在端端吻合时，实际上是无法做到全部解剖学上的对应，部分左主支气管膜部对应左肺上叶支气管软骨部，但并不会影响手术的安全性。

3. 本例术前组织肿瘤内科、泌尿外科等多学科会诊。肺癌手术 2 个月后，泌尿外科行右肾上腺切除术，病理结果:(右肾上腺肿物) 肾上腺组织内见低分化癌浸润，结合病史，考虑源自肺。期间给予化疗 + 放疗 + 靶向药物等综合治疗，已经随访至术后 4 年半，继续靶向药物治疗中。

（矫文捷　孙　晓　秦　毅　刘　傲　杜文兴　徐荣建）

第三章

机器人辅助袖式肺叶切除术
联合肺动脉成形术

第一节　机器人辅助支气管肺动脉
双袖式右肺上叶切除术

一、病例简介

【一般情况】

患者男性，60岁。主因"咳嗽，痰中带血丝1月余"入院。

【既往史】

既往体健，吸烟史30余年，无饮酒史。

【辅助检查】

1. 胸部增强CT检查　右肺门处可见软组织密度影，与肺动脉关系密切（图3-1-1）。

2. 支气管镜检查　支气管镜检查显示右肺中叶支气管口新生物，部分阻塞管腔（图3-1-2），活检病理结果为鳞状细胞癌。

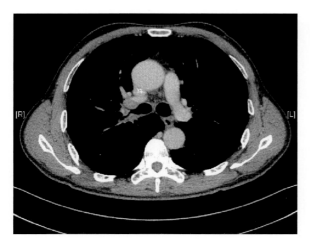

图3-1-1　胸部增强CT显示右肺门肿物，
和肺动脉关系密切

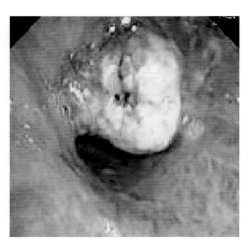

图3-1-2　支气管镜检查显示右肺中叶
支气管口新生物，部分阻塞管腔

3. PET/CT 检查   提示右肺门软组织密度影代谢不均匀升高，SUVmax 为 10.2，未见远处转移征象。

4. 心肺功能检查   未见异常。

二、手术方式

【麻醉和患者体位】

双腔气管插管并全身麻醉。患者取左侧卧折刀位，制作腰桥以充分扩展肋间隙。

【设备和器械准备】

机器人手术系统；单极电凝钩；双极电凝钳；持针器；单极剪刀；无创抓钳；胸腔镜器械若干；电动气腹机等。

【切口与机械臂选择】

采用右侧四臂五孔（封闭式全孔）法，胸腔内用 CO_2 人工气胸（图 3-1-3）。

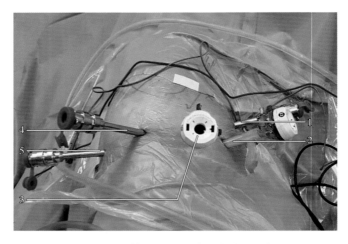

图 3-1-3   切口选择（右侧四臂五孔封闭式全孔法）

1：第 4 肋间进 1 号臂；2：第 6 肋间为辅助操作孔；3：第 7 肋间进镜头；4：第 8 肋间进 2 号臂；5：第 9 肋间进 3 号臂。

1. 观察孔   于右腋中线第 7 肋间，置入机器人专用摄像头臂。

2. 操作孔

（1）1 号臂（右手侧）孔：于右腋前线第 4 肋间，接单极电凝钩、自动结扎钳、单极剪刀和持针器。

（2）2 号臂（左手侧）孔：于右腋后线第 8 肋间，接双极电凝钳。

（3）3 号臂孔：于右肩胛下角线第 9 肋间，接无创抓钳。

3. 辅助孔   于右腋前线第 6 肋间，手术助手台上用于术中吸引、传递缝线和取出标本等。

【手术步骤】

1. 手术探查可见病变位于右肺上叶肺门处，与肺动脉关系密切。未见胸腔积液，叶裂发育一般。本例采用机器人右侧四臂五孔（封闭式全孔）法操作，3 号臂主要用于暴露手术野，1 号臂和 2 号臂是主操作臂。

2. 首先用电凝钩切断胸膜与肺组织的粘连带（图 3-1-4）。切开肺门前方胸膜，游离并清扫肺门前方淋巴结（图 3-1-5）。用 3 号臂无损伤钳将肺组织向前方牵拉，暴露肺门后方。发现支气管动脉较粗，遂使用自动结扎钳夹闭，以减少后续操作出血的可能（图 3-1-6）。

3. 清扫隆突下淋巴结，装入乳胶手套指套，将其取出。继续清扫肺门后方淋巴结及上纵隔第 2、4 组淋巴结（图 3-1-7~ 图 3-1-10）。

4. 使用电凝钩及双极电凝钳游离，处理右肺上叶支气管与右中间段支气管之间的淋巴结和周围组织（图 3-1-11）。用直线型切割缝合器切断后方斜裂及前方水平裂（图 3-1-12、图 3-1-13）。充分游离出右肺上叶肺静脉，使用直线型切割缝合器闭合切断之（图 3-1-14）。

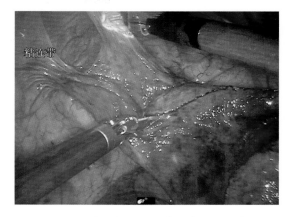

图 3-1-4　用电凝钩切断胸膜与肺组织的粘连带

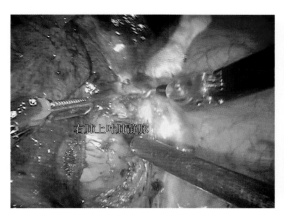

图 3-1-5　清扫肺门前方淋巴结

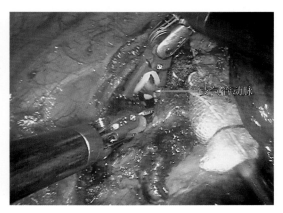

图 3-1-6　使用自动结扎钳夹闭增粗的支气管动脉

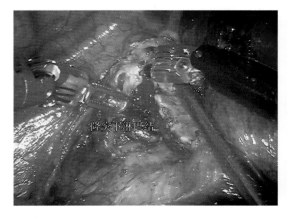

图 3-1-7　清扫隆突下淋巴结

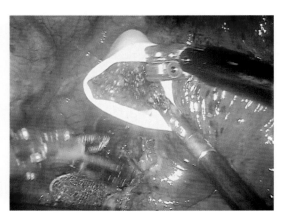

图 3-1-8　用乳胶手套指套取出淋巴结

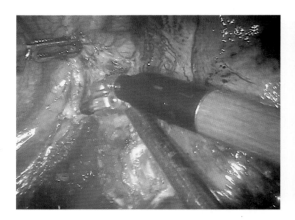

图 3-1-9　清扫肺门后方淋巴结

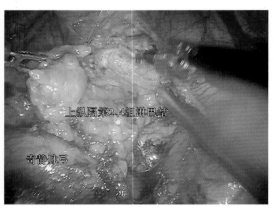

图 3-1-10　清扫上纵隔第 2、4 组淋巴结

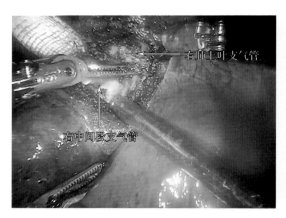

图 3-1-11　清扫右肺上叶支气管与
右中间段支气管之间的淋巴结

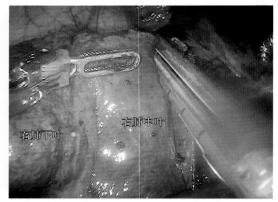

图 3-1-12　用直线型切割
缝合器切断后方斜裂

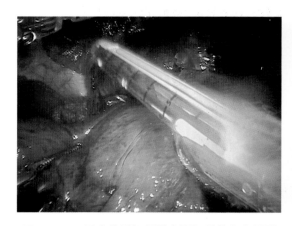

图 3-1-13　用直线型切割缝合器切断前方水平裂

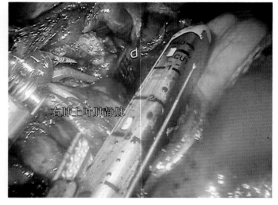

图 3-1-14　用直线型切割缝合器处理右肺上叶肺静脉

5. 充分暴露右中间段支气管,用单极剪刀环形剪断右中间段支气管(图 3-1-15),用同样方法环形剪断右主支气管(图 3-1-16)。

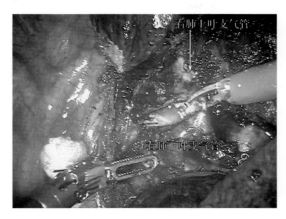

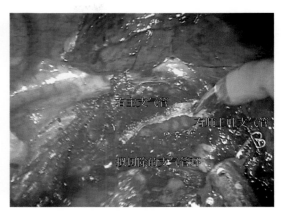

图 3-1-15 用单极剪刀环形剪断右中间段支气管　　图 3-1-16 用单极剪刀环形剪断右主支气管

6. 继续游离右肺动脉干,发现肿瘤与之关系密切,肺动脉分支起始部被肿瘤组织包绕,无法游离。充分游离并暴露右肺动脉干,用蓝色血管吊带牵开,放置无损伤血管阻断钳,夹闭右肺动脉根部(图 3-1-17、图 3-1-18)。

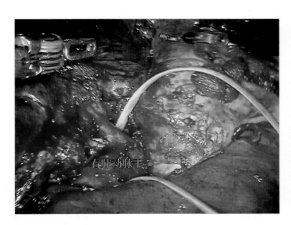

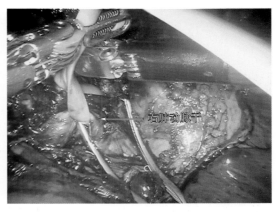

图 3-1-17 右肺动脉干套血管吊带　　图 3-1-18 用无损伤血管阻断钳夹闭右肺动脉根部

7. 继续游离,因肿瘤累及右肺中叶内侧段肺动脉,使用直线型切割缝合器闭合切断,然后于肿瘤远侧端的右肺动脉放置第 2 个无损伤血管阻断钳夹闭之(图 3-1-19、图 3-1-20)。

8. 确定 2 把无损伤血管阻断钳的位置合适。使用单极剪刀于肺动脉病变远心端剪开,并环形切断肺动脉,注意保持肺动脉切缘整齐。同法环形切断肿瘤近心端肺动脉(图 3-1-21~图 3-1-23)。

9. 将切除的右肺上叶及病变组织装入 8 号乳胶手套中,适当延长皮肤切口,取出标本(图 3-1-24)。充分暴露肺动脉断端两侧,用肝素盐水反复冲洗肺动脉管腔内部,清理小的血凝块(图 3-1-25、图 3-1-26)。

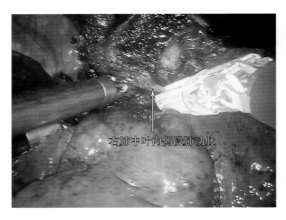

图 3-1-19　因肿瘤累及右肺中叶内侧段肺动脉，
用直线型切割缝合器切断

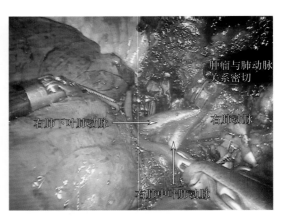

图 3-1-20　用无损伤血管阻断钳夹闭
肿瘤远端之右肺动脉

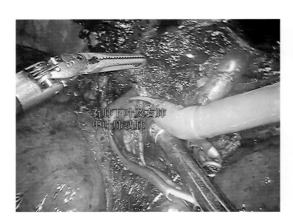

图 3-1-21　准备用单极剪刀处理肺动脉

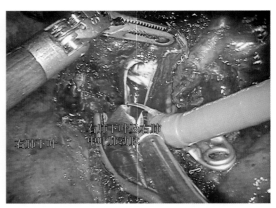

图 3-1-22　用单极剪刀剪开肿瘤远心端肺动脉

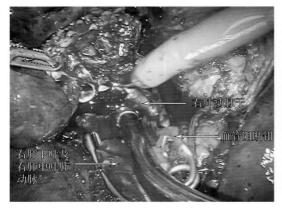

图 3-1-23　用单极剪刀剪开肿瘤
近心端肺动脉

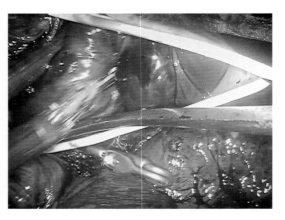

图 3-1-24　用乳胶手套取出右肺上叶、
肿瘤、受累的支气管和肺动脉

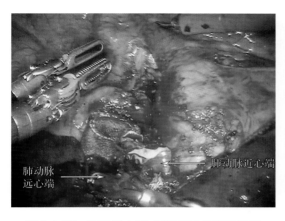

图 3-1-25　移除标本后,可见肺动脉断端两侧

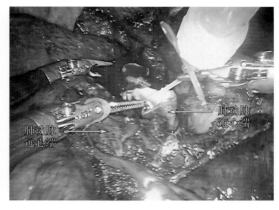

图 3-1-26　用肝素盐水反复冲洗肺动脉管腔

10. 使用 5-0 不可吸收缝线连续缝合两端肺动脉血管壁。从后壁远侧端开始缝合,注意避免用力夹持肺动脉血管壁,以免损伤肺动脉内膜。吻合好血管后壁,换另一根缝线继续缝合肺动脉前壁(图 3-1-27~ 图 3-1-30)。

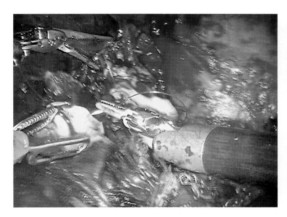

图 3-1-27　用 5-0 不可吸收缝线
缝合肺动脉血管壁

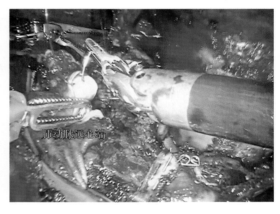

图 3-1-28　继续连续缝合肺动脉两侧,
注意避免损伤肺动脉内膜

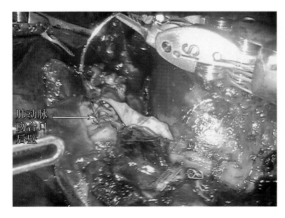

图 3-1-29　肺动脉后壁缝合完成

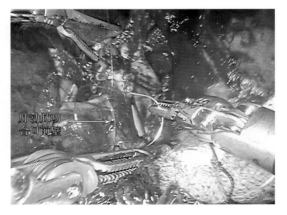

图 3-1-30　继续缝合肺动脉前壁

11. 打结之前,再次用肝素盐水冲洗肺动脉管腔。然后使用持针器和双极电凝钳配合,完成打结。操作尽量轻柔,避免夹断缝线(图 3-1-31、图 3-1-32)。

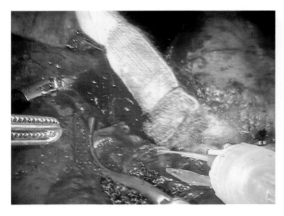

图 3-1-31   用肝素盐水再次冲洗肺动脉管腔

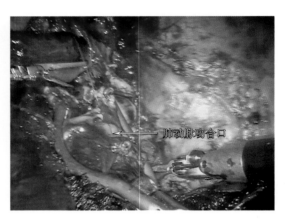

图 3-1-32   缝合完毕,打结

12. 将肺组织向前方牵开。碘伏球浸泡支气管内腔,用单极剪刀修剪右主支气管及右中间段支气管断端,准备两根 3-0 不可吸收缝线。用第一根 3-0 不可吸收缝线先缝合右主支气管 - 右中间段支气管软骨部,用第二根缝线连续缝合膜部。缝合完毕后,收紧缝线,分别打结,剪线,吻合完毕(图 3-1-33~ 图 3-1-35)。

13. 用蒸馏水冲洗胸腔,吸痰膨肺,观察支气管吻合口无漏气,术毕(图 3-1-36)。

14. 充分暴露并再次检查肺动脉及支气管吻合口,使用前纵隔脂肪垫包埋支气管吻合口,并将其与肺动脉吻合口隔开(图 3-1-37、图 3-1-38)。放置胸腔引流管,关闭胸腔。

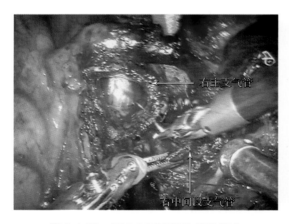

图 3-1-33   用 3-0 不可吸收缝线缝合
右主支气管 - 右中间段支气管

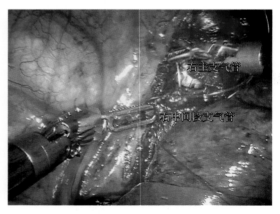

图 3-1-34   继续缝合右主支气管 -
右中间段支气管

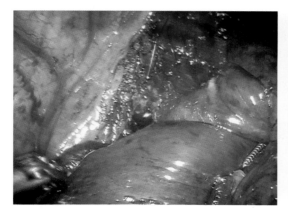

图 3-1-35　右主支气管 - 右中间段
支气管端端吻合完毕,打结

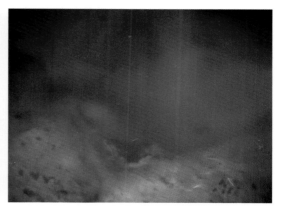

图 3-1-36　胸腔注水膨肺,无漏气

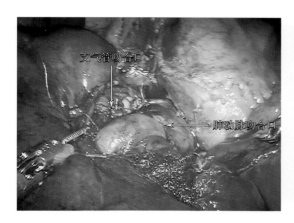

图 3-1-37　充分暴露缝合完毕的
肺动脉吻合口及支气管吻合口

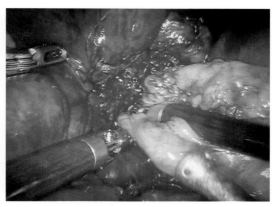

图 3-1-38　使用前纵隔脂肪垫包埋支气管
吻合口,将其与肺动脉吻合口隔开

三、小结

1. 术后病理结果为右肺上叶中分化鳞状细胞癌,中央型,范围 4.0cm×2.5cm,侵及周围肺动脉壁表面及支气管壁,支气管周围淋巴结癌转移(5/7),第 2 组、3a 组、4 组、7 组、8 组、9 组、10 组和 11 组淋巴结内未见癌转移。送检支气管上下切缘、肺动脉上下切缘未见癌残留。

2. 从解剖学角度分析,肺动脉自右心室肺动脉圆锥发出后至主动脉弓下方,约在第 5 胸椎高度分为左、右肺动脉。右肺动脉较长,但多在心包内走行。向右经升主动脉和上腔静脉后方、右主支气管和食管的前方至右肺门。

3. 实施支气管肺动脉双袖式肺叶切除术,肺动脉的阻断是必须的。通常选择肺动脉根部作为肿瘤近心端血管阻断位置,而肿瘤远心端的阻断位置有所不同,主要包括阻断肿瘤远心端肺动脉和阻断下肺静脉两种方式。在开放手术中,阻断下肺静脉的优势是减少无损伤血管阻断钳对血管吻合时的干扰。由于达芬奇机器人手术系统的自身优势和特点,无损伤血管阻断钳的位置不会影响吻合操作,所以两种方式都是安全方便的。

4. 支气管和肺动脉吻合顺序选择,需要根据主刀医师的经验和习惯,在手术中视具体情况而定。先吻合肺动脉的优点是缩短肺动脉的阻断时间,尽快恢复血流;而先吻合支气管,可以减少对肺动脉吻合口的牵拉等影响。因此,先吻合支气管,还是先吻合肺动脉,实际上各有利弊。

第二节　机器人辅助双袖式左肺上叶切除术

一、病例简介

【一般情况】

患者男性,57 岁。主因"咳嗽、咳痰、痰中带血丝、胸痛 1 个月"入院。

【既往史】

既往体健,吸烟 30 年。

【辅助检查】

1. 胸部增强 CT 检查　左肺上叶近肺门处可见团片状影(图 3-2-1),与肺动脉关系密切。经克唑替尼靶向药物治疗后复查胸部增强 CT,可见左肺上叶近肺门处肿物明显缩小(图 3-2-2)。

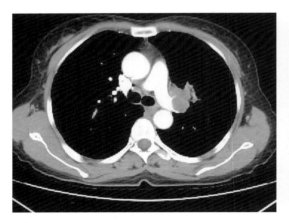 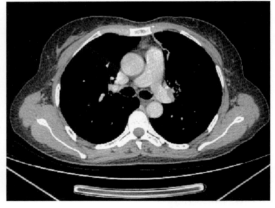

图 3-2-1　胸部增强 CT 检查可见左肺上叶近肺门处肿块,与肺动脉关系密切　　图 3-2-2　克唑替尼治疗 8 个月后,复查胸部增强 CT,可见肿块明显缩小

2. 气管镜检查　左肺上叶支气管开口处可见新生物浸润性生长,新生物形态不规则,表面可见坏死及血管,NBI 见异常血管。活检结果为肺鳞状细胞癌。

3. PET/CT 检查　未见远处转移征象。

4. 心肺功能检查　未见异常。

二、手术方式

【麻醉与患者体位】

双腔气管插管并全身麻醉。患者取右侧卧位,制作腰桥以充分扩展肋间隙。

【设备与器械准备】

机器人手术系统；单极电凝钩；双极电凝钳；持针器；单极剪刀；无创抓钳；胸腔镜器械若干；电动气腹机。

【切口与机械臂选择】

采用左侧四臂五孔（封闭式全孔）法，使用 CO_2 人工气胸。

1. 观察孔　于左腋中线第 7 肋间孔，置入机器人专用摄像头臂。

2. 操作孔

（1）1 号臂（右手侧）孔：于左肩胛下线第 7 肋间，接单极电凝钩、单极剪刀和持针器。

（2）2 号臂（左手侧）孔：于左腋前线第 4 肋间，接双极电凝钳。

（3）3 号臂孔：于左腋前线第 8 肋间，接无创抓钳。

3. 辅助孔　于左腋前线第 6 肋间，手术助手用于术中吸引、牵拉、传递缝线和腔镜血管阻断器械。

【手术步骤】

1. 探查示未见胸腔积液，见胸膜腔部分区域粘连较重，首先游离前方胸膜与肺组织粘连带（图 3-2-3）。

2. 继续游离肺门后方粘连，并将肺组织向腹侧牵拉，打开后纵隔胸膜（图 3-2-4）。

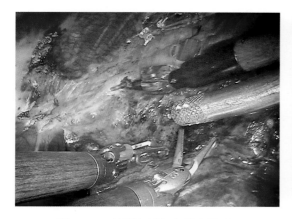

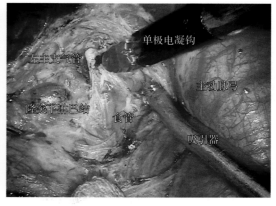

图 3-2-3　胸膜与肺组织粘连较重，
首先游离前方粘连带

图 3-2-4　游离肺门后方粘连，
并打开后纵隔胸膜

3. 清扫隆突下淋巴结，将淋巴结装入乳胶手套指套中取出（图 3-2-5、图 3-2-6）。继续清扫后肺门及第 4L 组淋巴结，注意保护左迷走神经及左喉返神经（图 3-2-7）。

4. 清扫上纵隔第 5、6 组淋巴结并取出，注意保护膈神经及心包膈血管（图 3-2-8）。

5. 充分游离左肺上叶肺静脉，并使用直线型切割缝合器闭合切断之（图 3-2-9）。

6. 充分游离并暴露左主支气管及其上、下叶支气管分支，明确肿瘤在管腔外的生长和侵犯情况（图 3-2-10）。同时，麻醉下使用超细纤维支气管镜明确肿瘤在气管管腔内的情况。在确定肿瘤腔内和腔外边界后，使用单极剪刀环形剪断左主支气管和左肺下叶支气管（图 3-2-11、图 3-2-12）。

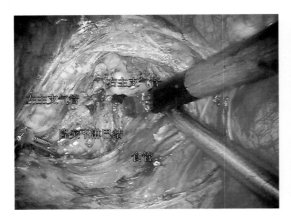

图 3-2-5   清扫隆突下淋巴结

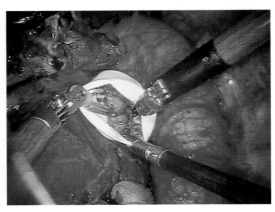

图 3-2-6   将淋巴结装入乳胶手套指套中取出

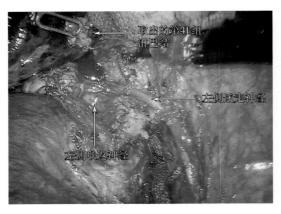

图 3-2-7   继续清扫后肺门及第 4L 组淋巴结，
注意保护左迷走神经及左喉返神经

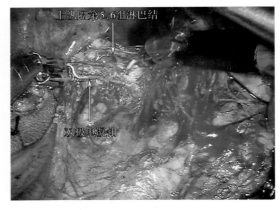

图 3-2-8   清扫上纵隔第 5、6 组
淋巴结并取出

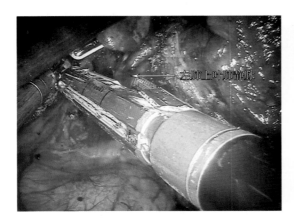

图 3-2-9   充分游离左肺上叶肺静脉，
用直线型切割缝合器闭合切断

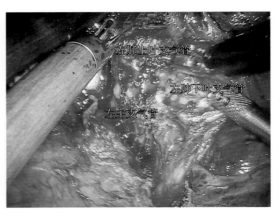

图 3-2-10   充分游离并暴露左主支气管及其
上、下叶支气管分支

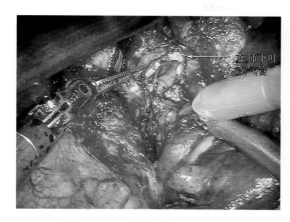

图 3-2-11　用单极剪刀环形切断
左肺下叶支气管起始部

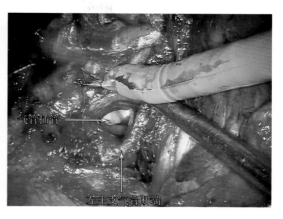

图 3-2-12　继续用单极剪刀环形
剪断左主支气管远心端

7. 游离过程中发现肿瘤组织与肺动脉壁关系密切,为避免分离过程中意外出血,决定预先阻断左肺动脉干。置入蓝色血管吊带,牵开左肺动脉干(图 3-2-13)。使用无损伤血管阻断钳夹闭左肺动脉干根部(图 3-2-14)。

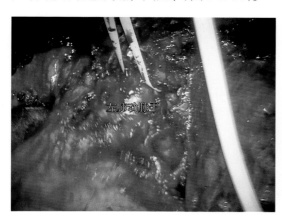

图 3-2-13　用蓝色血管吊带牵开左肺动脉干

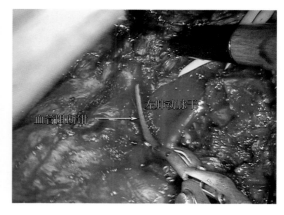

图 3-2-14　用无损伤血管阻断钳夹闭左肺动脉干根部

8. 继续游离叶间裂,并清扫叶间淋巴结,使用直线型切割缝合器闭合切断叶裂(图 3-2-15)。

9. 继续游离肺动脉,使用无损伤血管阻断钳夹闭肿瘤远心端之左肺下叶肺动脉(图 3-2-16)。用单极剪刀环形切断肿瘤远心端肺动脉(图 3-2-17)。然后用单极剪刀环形切断肿瘤近心端肺动脉(图 3-2-18)。将左肺上叶及切除的支气管肺动脉整块装入 8 号乳胶手套中,延长辅助切口皮肤切口,取出(图 3-2-19)。

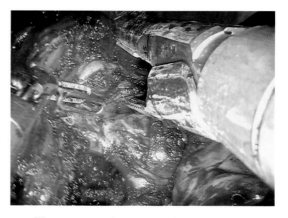

图 3-2-15　用直线型切割缝合器处理叶裂

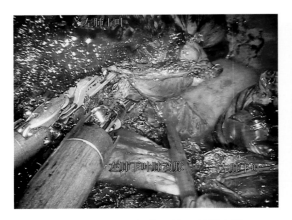

图 3-2-16 用无损伤血管阻断钳夹闭
肿瘤远心端之左肺下叶肺动脉

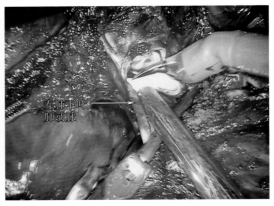

图 3-2-17 用单极剪刀环形切断
肿瘤远心端肺动脉

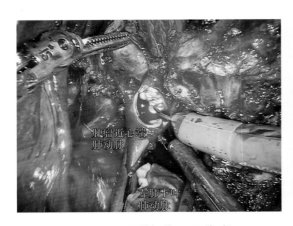

图 3-2-18 用单极剪刀环形切断
肿瘤近心端肺动脉

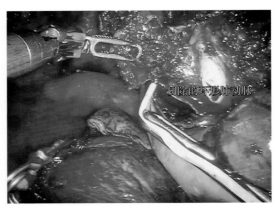

图 3-2-19 将左肺上叶及切除的支气管
肺动脉整块装入 8 号乳胶手套中, 取出

10. 取出标本后, 将支气管、肺动脉两端切缘均送病理科行切缘检查。

11. 将肺组织向前方牵拉, 充分暴露左主支气管和左肺下叶支气管(图 3-2-20), 用第一根 3-0 不可吸收缝线连续缝合两端支气管软骨部(图 3-2-21), 用第二根 3-0 不可吸收缝线继续缝合支气管膜部(图 3-2-22), 之后收紧缝线, 将两支气管端端合拢, 打结(图 3-2-23)。

12. 支气管吻合后, 将肺组织向后方牵拉。用肝素盐水反复冲洗肺动脉管腔(图 3-2-24)。充分暴露左肺动脉主干和左肺下叶肺动脉(图 3-2-25)。用 3 号臂卡地亚钳牵拉肺组织使肺动脉远近端靠近。

13. 使用 5-0 不可吸收缝线连续缝合两端肺动脉后壁(图 3-2-26)。继续缝合两端肺动脉前壁(图 3-2-27)。缝合过程仔细, 尽量不要用持针器直接夹持缝线, 避免缝线断裂。

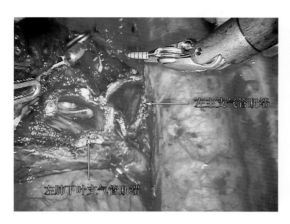

图 3-2-20　将肺组织向前方牵拉，充分暴露
左主支气管和左肺下叶支气管

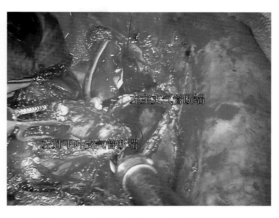

图 3-2-21　用第一根 3-0 不可吸收缝线
先连续缝合两端支气管软骨部

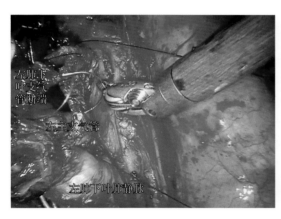

图 3-2-22　用第二根 3-0 不可吸收
缝线继续缝合支气管膜部

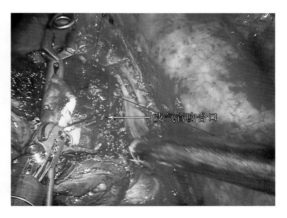

图 3-2-23　收紧缝线，使两支气管
端端合拢，打结

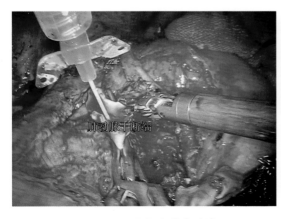

图 3-2-24　用肝素盐水冲洗
肺动脉管腔

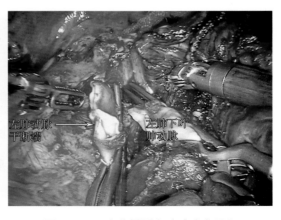

图 3-2-25　充分暴露左肺动脉主干和
左肺下叶肺动脉

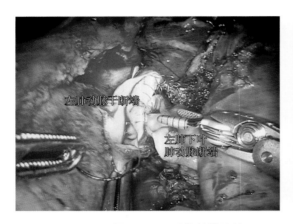

图 3-2-26　用 5-0 不可吸收缝线连续
缝合两端肺动脉后壁

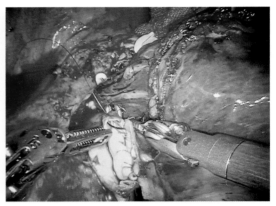

图 3-2-27　继续缝合两端肺动脉前壁

14. 多采用半连续或短连续法缝合。缝合完毕,轻轻收拢缝线,分别打结(图 3-2-28,视频 5)。打最后一个结之前,用肝素盐水再次冲洗肺动脉管腔(图 3-2-29)。

15. 松开远近端无损伤血管阻断钳(图 3-2-30)。将肺组织向上方牵拉,用单极剪刀 U 形剪开肺静脉下方心包(图 3-2-31),以减小吻合口张力。

16. 游离带蒂前纵隔脂肪,将其放置于肺动脉及支气管吻合口之间(图 3-2-32),以隔离两个吻合口。胸腔注水、膨肺检查是否漏气(图 3-2-33),关闭胸腔切口。

视频 5　机器人辅助双袖式左肺上叶切除术加支气管肺动脉吻合术

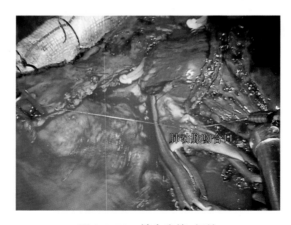

图 3-2-28　缝合完毕,打结

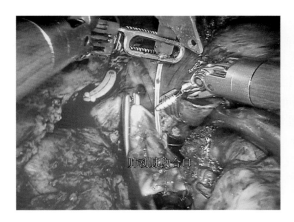

图 3-2-29　用肝素盐水再次冲洗肺动脉管腔后打结

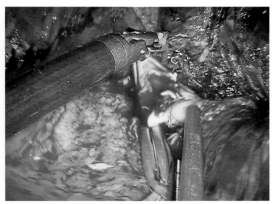

图 3-2-30　松开远近端无损伤血管阻断钳

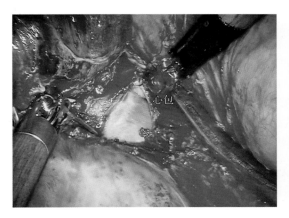

图 3-2-31　将肺组织向上方牵拉，用单极
剪刀 U 形剪开肺静脉下方心包

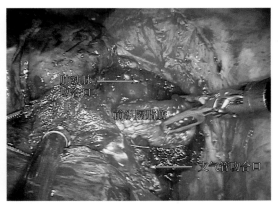

图 3-2-32　游离带蒂前纵隔脂肪，将其
放置于肺动脉及支气管吻合口之间

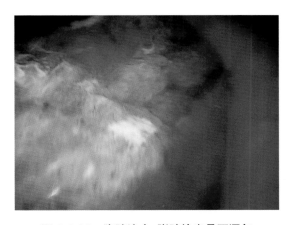

图 3-2-33　胸腔注水、膨肺检查是否漏气

三、小结

1. 术后病理示（左肺上叶）低分化鳞状细胞癌（中央型，范围 2cm×2cm），侵犯局部支气管壁达周围肺组织。送检支气管上下切缘、肺动脉上下切缘均未见肿瘤累及。支气管周围（1/1）淋巴结内见癌转移，送检其他各组淋巴结未见癌转移。

2. 解剖学上，左侧主肺动脉形成弓形。同时，左肺上叶肿瘤及其肺门转移淋巴结较易浸润肺动脉。因此，双袖式左肺上叶切除术是最常见的类型。需要注意的是，完成支气管、肺动脉端端吻合后，建议使用覆盖物包绕吻合口，主要目的是将肺动脉吻合口与支气管吻合口隔离开，以减少支气管肺动脉瘘的发生，把这种致命并发症降到最低。笔者团队常选用带蒂前纵隔脂肪垫作为覆盖物。也可以选用奇静脉、心包、带蒂肋间肌瓣或膈肌瓣等组织。

第三节　机器人辅助袖式左肺上叶切除术联合肺动脉侧壁成形术

袖式肺叶切除术联合肺动脉侧壁成形术，可以看作是支气管袖式肺叶切除术的一种变化，相比于支气管肺动脉双袖式肺叶切除术要简单一些。通常是由于肿瘤或 N1 站转移淋巴结累及肺段动脉起始部外壁，累及范围往往比较局限。先用无损伤血管阻断钳控制肺动脉干，再切除部分肺动脉侧壁，后用 5-0 不可吸收缝线直接缝合或者使用补片修补，即手工缝合肺动脉侧壁成形术。另外，得益于器械的进步，主刀医师可以用直线型切割缝合器，于肺动脉分支根部直接切除部分肺动脉侧壁，即机械式肺动脉侧壁成形术。

一、机器人辅助袖式左肺上叶切除术联合肺动脉侧壁成形术（手工缝合）

（一）病例简介

【一般情况】

患者主因"2 个月前查体时发现左肺占位性病变"入院，无胸闷、咳嗽、咳痰、胸痛、发热、咯血等症状。

【辅助检查】

1. 胸部增强 CT 检查　动态扫描可见左肺上叶近肺门处团块状软组织密度影，最大截面约为 4.3cm×3.2cm，边缘可见分叶、毛刺及胸膜凹陷征，与肺动脉关系密切增强扫描呈中度不均匀强化（图 3-3-1），肺门淋巴结肿大。

2. 支气管镜检查　可见左肺上叶支气管开口处新生物，部分阻塞管腔，表面坏死（图 3-3-2）。

3. 其他辅助检查　未见远处转移征象。肺功能检查、心脏超声检查未见异常。

（二）手术方式

【麻醉与患者体位】

双腔气管插管并全身麻醉。患者取右侧卧折刀位，制作腰桥以充分扩展肋间隙。

【设备与器械准备】

机器人手术系统；单极电凝钩；双极电凝钳；持针器；单极剪刀；无创抓钳；胸腔镜器械若干；电动气腹机。

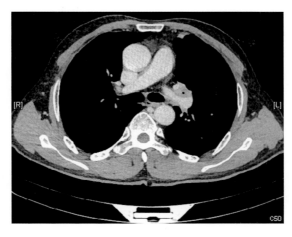

图 3-3-1 胸部增强 CT 检查可见左肺上叶近肺门处肿块,与肺动脉关系密切

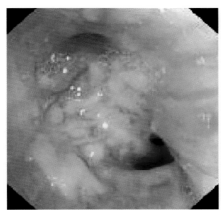

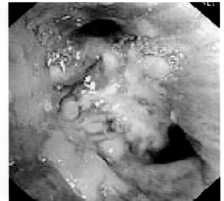

左肺上叶支气管开口 　　　　　　　　　左上叶窄带成像内镜显像

图 3-3-2 支气管镜检查可见左肺上叶支气管开口新生物,部分阻塞管腔,表面坏死

【切口与机械臂选择】

采用左侧四臂五孔(封闭式全孔)法,使用 CO_2 人工气胸。

1. 观察孔 于左腋中线第 7 肋间,置入机器人专用摄像头臂。

2. 操作孔

(1)1 号臂孔:于左腋前线第 4 肋间,接双极电凝钳和持针器。

(2)2 号臂孔:于左腋后线第 8 肋间,接单极电凝钩、单极剪和持针器。

(3)3 号臂孔:于左肩胛下线第 9 肋间,接无创抓钳。

3. 辅助孔 于左腋前线第 6 肋间,手术助手用于术中吸引、牵拉、传递缝线和腔镜血管阻断器械。

【手术步骤】

1. 将肺组织向腹侧牵拉,清扫隆突下及后肺门淋巴结(图 3-3-3)。注意保护迷走神经,误损伤支气管膜部。

2. 将肺组织向背侧牵拉,解剖前肺门,注意保护膈神经及其伴行血管。充分游离左肺上叶肺静脉,用直线型切割缝合器闭合切断左肺上叶肺静脉(图 3-3-4)。

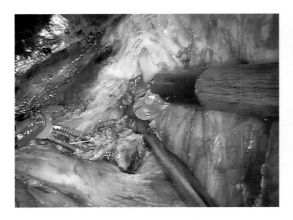

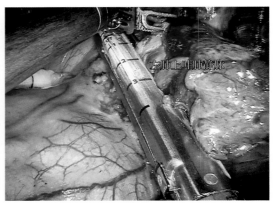

图 3-3-3　清扫隆突下及后肺门淋巴结

图 3-3-4　用直线型切割缝合器切断左肺上叶肺静脉

3. 充分游离左主支气管及上、下叶支气管分叉处,用单极剪刀环形剪断左主支气管及左肺下叶支气管(图 3-3-5、图 3-3-6)。

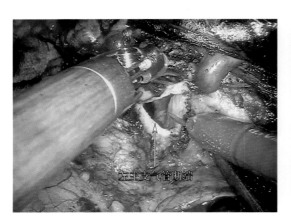

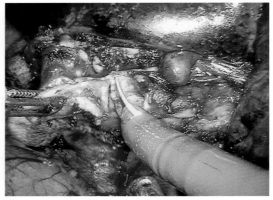

图 3-3-5　充分游离左主支气管及上、下叶支气管
分叉处,用单极剪刀环形剪断左主支气管

图 3-3-6　用单极剪刀环形剪断
左肺下叶支气管

4. 用双极电凝钳牵开切断的支气管环,继续游离肺动脉,发现肺门肿大淋巴结与之关系密切(图 3-3-7)。

5. 充分游离左肺动脉主干,用蓝色血管吊带牵拉(图 3-3-8)。用无损伤血管阻断钳夹闭阻断左肺动脉干(图 3-3-9)。先行控制左肺动脉根部,避免在之后的游离中出现意外出血。

6. 充分游离舌段肺动脉,用自动结扎钳结扎夹闭舌段肺动脉分支,用单极剪刀切断(图 3-3-10)。用直线型切割缝合器处理左肺上叶肺动脉 A1+2c 支(图 3-3-11)。用无损伤血管阻断钳阻断肿瘤远端肺动脉(图 3-3-12)。

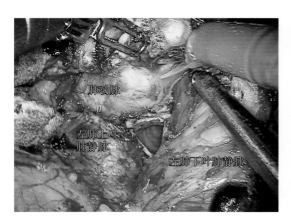

图 3-3-7　用双极电凝钳牵开切断的支气管环,继续
游离肺动脉,发现肺门肿大淋巴结与之关系密切

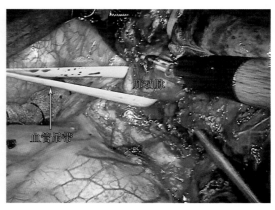

图 3-3-8　充分游离左肺动脉主干,
用蓝色血管吊带牵拉

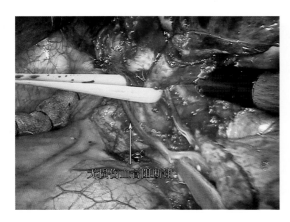

图 3-3-9　用无损伤血管阻断钳
夹闭阻断左肺动脉干

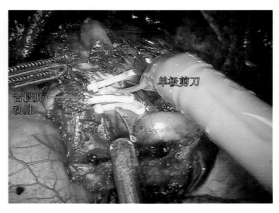

图 3-3-10　用自动结扎钳夹闭舌段
肺动脉分支,用单极剪刀切断

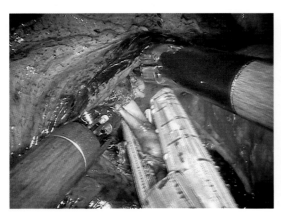

图 3-3-11　用直线型切割缝合器处理
左肺上叶肺动脉 A1+2c 支

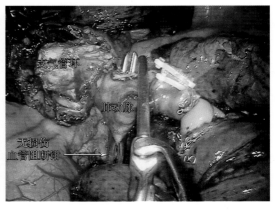

图 3-3-12　用无损伤血管阻断钳
阻断肿瘤远端肺动脉

7. 仔细解剖游离后发现肺门肿大淋巴结与左肺上叶肺动脉 A1+2ab 支关系密切,用单极剪刀沿其起始部剪断(图 3-3-13)。剪断时应注意与病变处保持足够距离,避免肺动脉切缘癌残留。同时注意保持血管断端整齐,利于后续缝合。

8. 将切除的肺组织暂放置于膈肌上方胸腔。用肝素盐水反复冲洗肺动脉管腔(图 3-3-14)。冲洗掉可能存在的小血凝块,避免出现肺动脉栓塞。

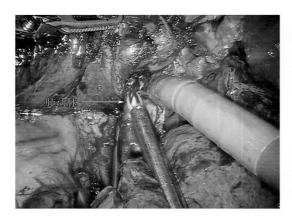

图 3-3-13　肺门肿大淋巴结与左肺上叶肺动脉 A1+2ab 支关系密切,用单极剪刀沿其起始部剪断

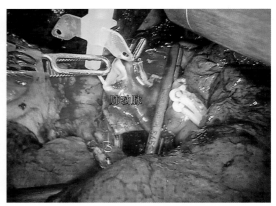

图 3-3-14　用肝素盐水反复冲洗肺动脉管腔

9. 用 5-0 不可吸收缝线缝合肺动脉侧壁缺损处(图 3-3-15)。缝合结束后打结(图 3-3-16)。肺动脉侧壁切除的缝合相对简单,应该采用横向缝合,因为纵向缝合可能导致吻合口狭窄。

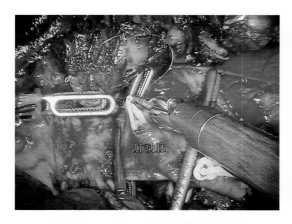

图 3-3-15　用 5-0 不可吸收缝线缝合肺动脉侧壁缺损处

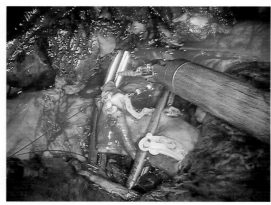

图 3-3-16　缝合结束后打结

10. 吻合完毕,即可松开两把无损伤血管阻断钳,以减少肺动脉阻断时间,尽快重建肺动脉循环,有助于降低肺动脉血栓发生的概率。

11. 将肺组织向腹侧牵拉,采用后入路法吻合两端支气管。用第一根 3-0 不可吸收缝线缝合两端支气管软骨部(图 3-3-17),再用第二根 3-0 不可吸收缝线继续连续缝合膜部(图 3-3-18)。收紧缝合,完成打结。

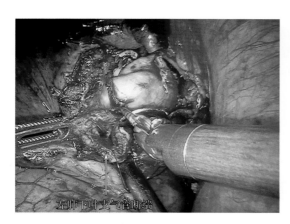

图 3-3-17　用第一根 3-0 不可吸收缝线
缝合两端支气管软骨部

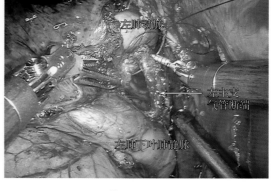

图 3-3-18　用第二根 3-0 不可吸收缝线
继续连续缝合膜部

12. 术毕,用 8 号乳胶手套取出切除的整块左肺上叶及病变组织(图 3-3-19)。

（三）小结

1. 术后病理结果为左肺上叶中分化鳞状细胞癌,直径 4cm,侵犯达局部脏胸膜,第 10、11 组淋巴结内见癌转移,余各组淋巴结未见癌转移。支气管上下切缘、肺动脉切缘均未见癌转移。

2. 左肺动脉侧壁切除缝补术在技术上相对简单。需要注意的是肺动脉切缘要有足够的无瘤距离。部分回顾性临床研究显示,单纯肺动脉侧壁切除的长期生存期低于袖式肺动脉切除。但因病例数较少,原

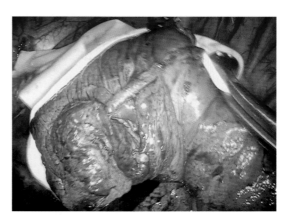

图 3-3-19　术毕,用 8 号乳胶手套取出
切除的左肺上叶及病变组织

因有待进一步研究。关于肺动脉远端的阻断,也可以选择阻断左肺下叶肺静脉。只要不影响手术操作,可将切除的肺组织暂放置于胸腔内,可以尽快完成吻合,尤其是肺动脉侧壁的缝合。

3. 由于解剖学上和肿瘤生物学特性的原因,左肺上叶中央型肺肿瘤及肺门肿大淋巴结常常与左肺上叶肺动脉尖前支关系密切,为安全起见,可以最后处理。待支气管、静脉和其他动脉分支被闭合切断,尖前支动脉起始部被充分暴露后再行处理。由于肿瘤、瘤周反应,甚至是局部炎症的影响,勉强游离左肺上叶肺动脉尖前支远侧,可能引起意外出血。必要时

可以先行阻断左肺动脉干,实施肺动脉侧壁切除加手工缝合。另外,得益于器械的进步,主刀医师可以用直线型切割缝合器,于肺动脉分支根部直接切除部分肺动脉侧壁,即机械式肺动脉侧壁成形术。

二、机械式肺动脉侧壁成形术

在部分病例中,亦可选用直线型切割缝合器直接行肺动脉侧壁缝合及切除,即实施机械式肺动脉侧壁切除成形术。但最好切割方向与肺动脉干长轴垂直,即横向缝切(图3-3-20~图3-3-22)。若横向缝切有困难,亦可纵向缝切,但应尽量避免肺动脉变窄(图3-3-23~图3-3-27)。

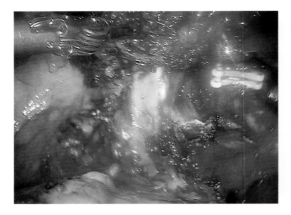

图 3-3-20 切开心包,暴露左肺上叶
肺动脉尖前支(机械缝合法)

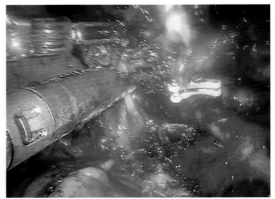

图 3-3-21 用直线型切割缝合器
横向缝切肺动脉侧壁

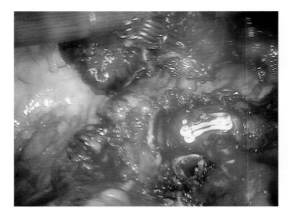

图 3-3-22 用直线型切割缝合器
横向缝切后肺动脉侧壁断端

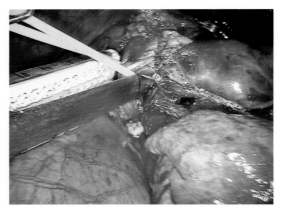

图 3-3-23 用直线型切割缝合器
处理左肺上叶肺静脉

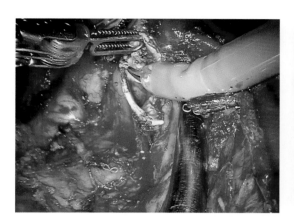

图 3-3-24 用单极剪刀剪开支气管

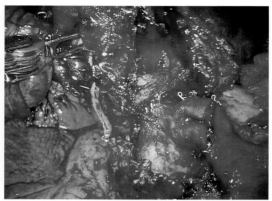

图 3-3-25 见肿瘤与左肺上叶肺动脉尖
前支起始部关系密切

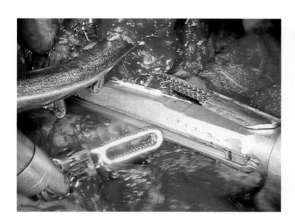

图 3-3-26 仔细置入直线型切割缝合器

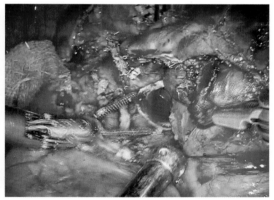

图 3-3-27 用直线型切割缝合器
纵向缝切肺动脉侧壁断端

（矫文捷 赵艳东 韩 斌 宋桂松 张东旸 田凯华）

第四章

机器人辅助袖式肺段切除术

袖式肺段切除术和袖式段支气管切除术在临床上应用较少,多适用于中央型良性病变、低度恶性肿瘤,以及部分早期肺癌,旨在最大限度地保留功能肺组织。最常见的术式是袖式下叶背段(S6)切除术,其次是袖式舌段(S4+5)切除术。另一种情况是扩大袖式肺叶切除术,往往是在袖式肺叶切除的基础上联合某一肺段的切除,目的是避免全肺切除。术前应行支气管镜检查,明确病变位置和范围,另外,术中肺段支气管切缘的冷冻检查也是必须的。

本章针对最常见的袖式下叶背段切除术,举例介绍如下。

第一节　机器人辅助袖式左肺下叶背段切除术

一、病例简介

【一般情况】

患者男性,64岁。主因"咳嗽并痰中带血丝9月余"入院。

【辅助检查】

1. 胸部CT检查　未发现异常(图4-1-1)。

2. PET/CT检查　左肺下叶支气管处未见异常密度影及氟代脱氧葡萄糖(fluoro-2-deoxy-D-glucose, FDG)高代谢灶。

3. 支气管镜检查　左肺下叶背段支气管开口处可见隆起结节,表面光滑,管腔通畅。活检病理:鳞状上皮高度异型,部分呈乳头状生长,但未见浸润,考虑为肺鳞状上皮原位癌或乳头状鳞状细胞癌(图4-1-2)。

4. 心肺功能检查　未见异常。

二、手术方式

【麻醉与患者体位】

双腔气管插管并全身麻醉。患者取右侧卧折刀位,制作腰桥以充分扩展肋间隙。

【设备与器械准备】

机器人手术系统;单极电凝钩;双极电凝钳;持针器;单极剪刀;无创抓钳;胸腔镜器械若干;电动气腹机。

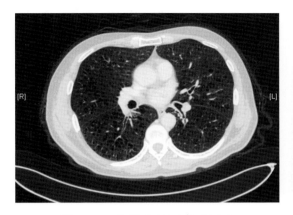

图 4-1-1　胸部 CT 检查左肺下叶
近肺门处未见异常

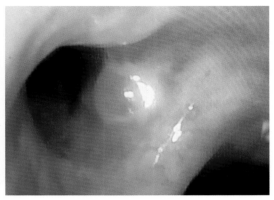

图 4-1-2　支气管镜检查可见左肺下叶背段支气管
开口隆起结节，表面光滑，管腔通畅

【切口与机械臂选择】

采用左侧四臂五孔（封闭式全孔）法，使用 CO_2 人工气胸。

1. 观察孔　于左腋中线第 7 肋间，接机器人摄像头臂。

2. 操作孔

（1）1 号臂（右手侧）孔：于左腋后线第 7 肋间，接机器人单极电凝钩、机器人持针器、机器人单极剪刀。

（2）2 号臂（左手侧）孔：于左腋前线第 4 肋间，接机器人双极电凝钳。

（3）3 号臂孔：左肩胛下线第 9 肋间，接无创抓钳。

3. 辅助口　于左腋前线第 6 肋间，手术助手用于术中吸引、牵拉、传递缝线等。

【手术步骤】

1. 主刀医师在控制台使用手柄和脚踏板配合，操纵机械臂探查胸膜腔，未见胸腔积液及肿瘤播散征象。

2. 用单极电凝钩处理叶间裂（图 4-1-3），顺势清扫叶间淋巴结，利于背段结构的暴露。游离并暴露左肺下叶背段动脉 A6 支（图 4-1-4）。用直线型切割缝合器切断闭合 A6 支（图 4-1-5）。继续清扫段间第 12 组淋巴结（图 4-1-6）。为更好地辨识左肺下叶背段与基底段之间的段间平面，首先切断闭合背段肺动脉 A6 支。由于后续操作需要切断段支气管，不适合使用临床上常用的膨胀萎陷法来判断段间平面，因此笔者采用肺动脉阻断法，这样可以顺利找到段间平面。

3. 用 3 号臂无创抓钳将肺向前方牵拉，暴露肺门后方（图 4-1-7）。打开纵隔胸膜，游离并暴露左肺下叶肺静脉 V6 支（图 4-1-8）。用直线型切割缝合器切断并闭合 V6 支（图 4-1-9）。

4. 继续游离左肺下叶支气管及背段、基底段支气管分叉处（图 4-1-10）。用单极剪刀切开左肺下叶基底段支气管（图 4-1-11）及左肺下叶支气管（图 4-1-12）。

5. 此时，左肺下叶背段与基底段的段间平面清晰可见，沿背段与基底段段间平面，用直线型切割缝合器切断段间肺组织（图 4-1-13）。移除切除之左肺下叶背段肺组织及其相应支气管环。用单极剪刀将左肺下叶基底段支气管末端修剪整齐（图 4-1-14）。立即送检第 12 组淋巴结及支气管末端冷冻病理检查。

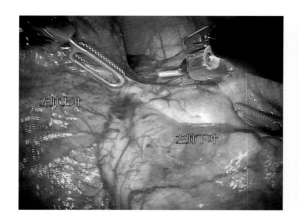

图 4-1-3   用单极电凝钩处理叶间裂

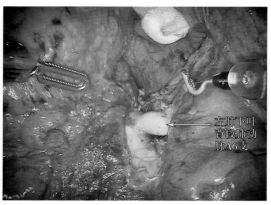

图 4-1-4   游离并暴露左肺下叶背段肺动脉 A6 支

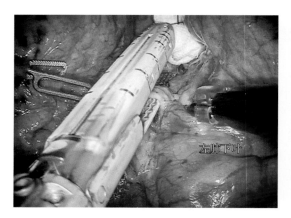

图 4-1-5   用直线型切割缝合器切断闭合
左肺下叶背段肺动脉 A6 支

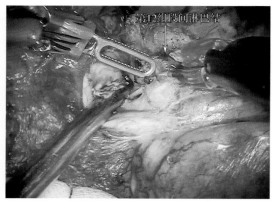

图 4-1-6   继续清扫段间第 12 组淋巴结

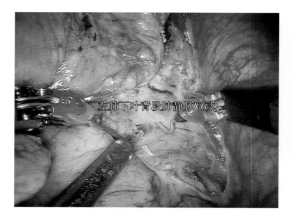

图 4-1-7   用 3 号臂无创抓钳将肺
向前方牵拉,暴露肺门后方

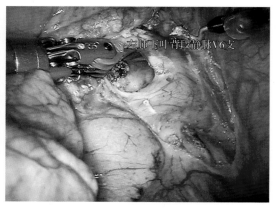

图 4-1-8   暴露左肺下叶肺静脉 V6 支

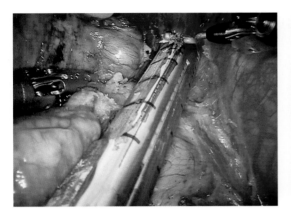

图 4-1-9　用直线型切割缝合器切断并闭合
左肺下叶背段肺静脉 V6 支

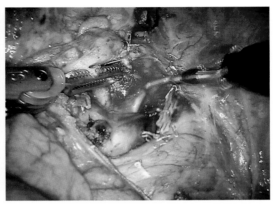

图 4-1-10　继续游离左肺下叶支气管及
背段、基底段支气管分叉处

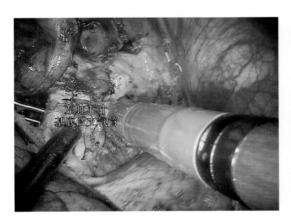

图 4-1-11　用单极剪刀切开左肺下叶基底段支气管

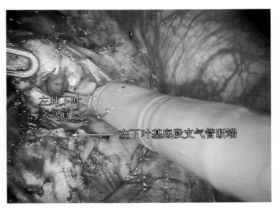

图 4-1-12　用单极剪刀切开左肺下叶支气管

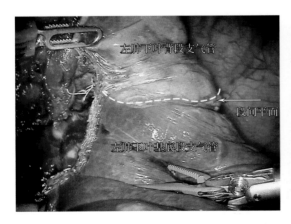

图 4-1-13　沿背段与基底段段间平面，
用直线型切割缝合器切断段间肺组织

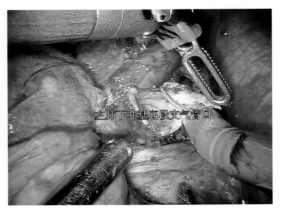

图 4-1-14　用单极剪刀将左肺下叶
基底段支气管末端修剪整齐

6. 将 1 号臂更换为持针器,用 3-0 不可吸收缝线连续缝合左肺下叶支气管与基底段支气管软骨部(图 4-1-15),继续缝合两端支气管膜部(图 4-1-16)。收紧缝线,将两端支气管靠拢,打结(图 4-1-17)。

7. 在胸腔内注入温蒸馏水,膨肺证实支气管吻合口无漏气(图 4-1-18)。

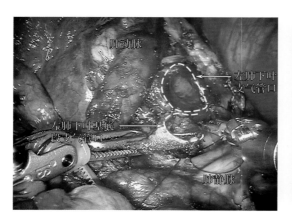

图 4-1-15　用 3-0 不可吸收缝线连续缝合
左肺下叶支气管与基底段支气管软骨部

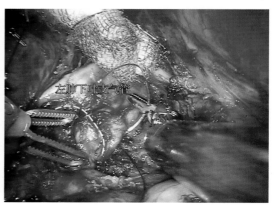

图 4-1-16　继续缝合两端支气管膜部

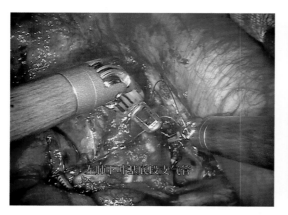

图 4-1-17　收紧缝线,将两端支气管靠拢,打结

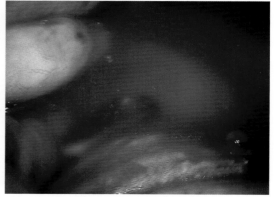

图 4-1-18　胸腔内注入温蒸馏水,
膨肺证实支气管吻合口无漏气

8. 术中等待冷冻病理检查结果,显示送检支气管上下切缘未见癌累及,而第 12 组淋巴结内见癌转移。遂切除左肺下叶,并行系统性淋巴结清扫。手术顺利。撤出机械臂,放置胸腔引流管,关胸。

三、小结

1. 术后病理结果示(左肺下叶)中分化鳞状细胞癌,中央型,范围 1.5cm × 1.5cm,侵透支气管壁,未侵及肺脏层胸膜。送检支气管切缘未见癌累及。送检各组淋巴结未见癌转移。

2. 注意对段间解剖平面的识别。袖式肺段切除术,必然要离断段支气管,临床上常用的判断段间平面的方法——膨胀萎陷法,此时无法成功。事实上,手术中靶段肺动脉被切断后,其内的低氧血液无法持续进入肺组织内,不能形成有效的氧气和二氧化碳交换,即不能带走靶段肺组织内的纯氧,从而造成靶段肺组织呈持续膨胀状态,其结果是形成了肉眼可见的肺表面段间平面分界线,故笔者建议在肺段袖式切除术中,使用肺动脉阻断法寻找段间平面,更为可靠实用。

3. 同袖式肺叶切除术相比,袖式肺段切除术临床应用较少,主要原因是指征较少,多为低度恶性肿瘤或原位癌等。另外,由于肺叶动脉、静脉及支气管并未离断,空间相对较窄,手术操作范围更为局限。

第二节　机器人辅助袖式右肺下叶背段切除术

一、病例简介

【一般情况】

患者女性,80岁。主因"咳嗽2月余"入院。

【辅助检查】

1. 胸部增强 CT 检查　右肺下叶背段支气管开口处似见结节,管腔狭窄,远端阻塞性肺炎、肺不张;纵隔淋巴结大小在正常范围(图 4-2-1)。

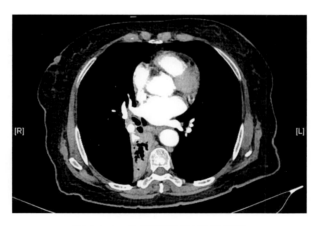

图 4-2-1　胸部增强 CT 检查所见

右肺下叶背段支气管开口处似见结节,管腔狭窄,远端阻塞性肺炎、肺不张。

2. 纤维支气管镜检查　右肺下叶背段支气管开口处见新生物,管腔完全阻塞,表面光滑,触之易出血。活检病理(右肺下叶背段支气管新生物活检)结果:支气管黏膜及肺组织内见形态较一致的肿瘤细胞浸润,未见坏死及核分裂象,考虑为低级别神经内分泌肿瘤(类癌)。

3. 心肺功能检查　未见异常。

二、手术方式

【麻醉与患者体位】

双腔气管插管并全身麻醉。患者取左侧卧折刀位,制作腰桥以充分扩展肋间隙。

【设备与器械准备】

机器人辅助手术系统;单极电凝钩;双极电凝钳;双极抓钳;持针器;单极热剪;胸腔镜器械等。

【切口与机械臂选择】

采用右侧三臂两孔法(图 4-2-2)。

1. 主操作孔　于右侧第 5 肋间做 3~4cm 切口,放置乳胶切口保护套。主操作孔用于置入机器人摄像头臂和 1 号臂,接单极电凝钩、单极剪和持针器;同时,手术助手用于进行术中吸引、牵拉、传递缝线和取出标本。

2. 次操作孔　于右腋后线第 8 肋间做 1.5cm 切口,置入 2 号臂,接双极电凝钳。

【手术步骤】

1. 术中探查　主刀医师采用右侧三臂两孔法操作,机器人摄像头臂和 1 号臂均由主操作口置入胸腔。主刀医师坐于操控台前,配合运用左右手柄和脚踏板,调整镜头位置,移动机械臂。探查未见胸腔积液,见胸膜部分粘连,叶裂发育一般。

2. 清扫淋巴结　台上助手使用长卵圆钳夹小沙块将右肺组织挡向腹侧,主刀医师通过用 1 号臂单极电凝钩从肺韧带下缘由下向上游离,暴露并清扫隆突下和上纵隔淋巴结(图 4-2-3、图 4-2-4)。游离过程中,台上助手使用长弯吸引器吸出渗血、渗液。

3. 处理肺动静脉　1 号臂单极电凝钩和 2 号臂双极抓钳配合,暴露右肺下叶静脉背段支和肺动脉背段支,使用直线型切割缝合器,依次切断右肺下叶肺静脉背段支和肺动脉背段支(图 4-2-5、图 4-2-6)。游离过程中,可用血管吊带牵拉右肺下叶肺动脉基底段支,以充分显露(图 4-2-7)。

4. 剪断支气管　使用单极热剪依次环形剪断右肺下叶基底段支气管和右肺下叶支气管(图 4-2-8、图 4-2-9),注意保护右肺中叶支气管。

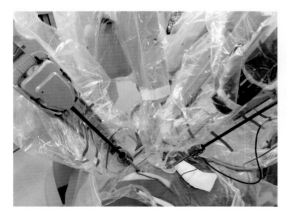

图 4-2-2　右侧三臂两孔法

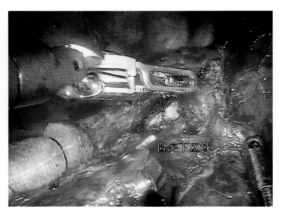

图 4-2-3　清扫隆突下淋巴结

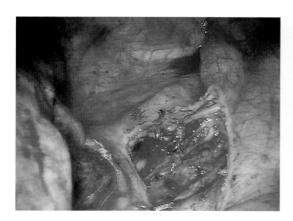

图 4-2-4　清扫上纵隔淋巴结

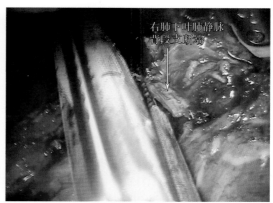

图 4-2-5　用直线型切割缝合器切断
右肺下叶肺静脉背段支

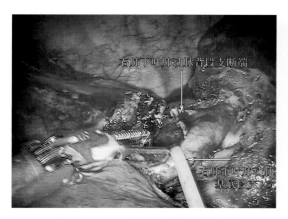

图 4-2-6　用直线型切割缝合器切断
右肺下叶肺动脉背段支

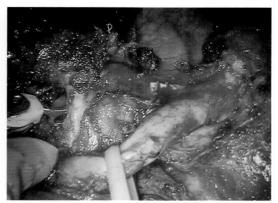

图 4-2-7　用血管吊带牵拉右肺
下叶肺动脉基底段支

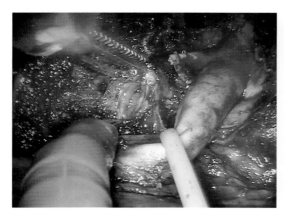

图 4-2-8　用单极剪刀剪断右肺下叶基底段支气管

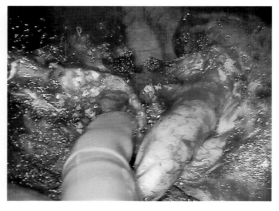

图 4-2-9　用单极剪刀剪断右肺下叶支气管

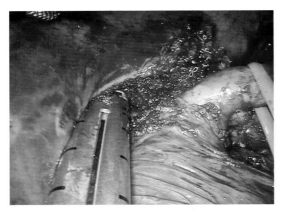

图 4-2-10　用直线型切割缝合器切断
肺组织,移除右肺下叶背段肺组织

5. 移除肺组织　使用直线型切割缝合器沿段间裂切断肺组织,移除右肺下叶背段肺组织(图 4-2-10)。将切除的右肺下叶背段肺组织置入 8 号乳胶手套内取出,并立即送检支气管切缘,经快速冷冻病理明确上、下切缘是否被肿瘤累及。

6. 支气管吻合　继续使用血管吊带牵拉右肺下叶基底段动脉,充分显露右肺下叶支气管及基底段支气管的两个断端(图 4-2-11)。1 号臂更换成持针器,使用 2 根不可吸收缝线吻合两个支气管(图 4-2-12、图 4-2-13)。吻合完毕后,收拢缝线,依次打结(图 4-2-14)。

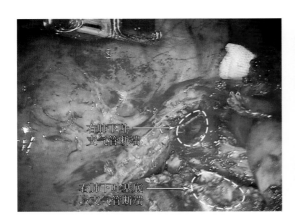

图 4-2-11　显露右肺下叶支气管及
右肺下叶基底段支气管开口

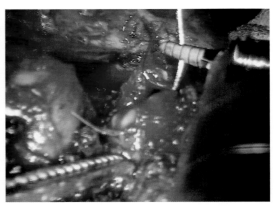

图 4-2-12　用 2 根不可吸收缝线吻合两个支气管

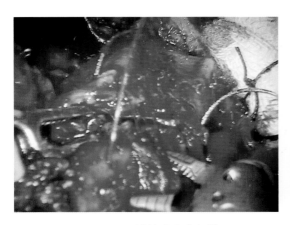

图 4-2-13　继续吻合支气管

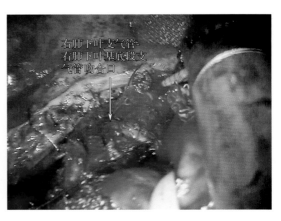

图 4-2-14　吻合完毕,打结

7. 冲洗胸腔　用蒸馏水冲洗胸腔,吸痰膨肺,确认支气管吻合口无漏气。撤出机械臂及摄像头臂。放置胸腔引流管,关胸。

三、小结

1. 袖式肺段切除术可应用于肺或支气管低度恶性肿瘤、转移性肿瘤、支气管狭窄等良性疾病;或者因患者高龄、低肺功能等情况,采取妥协式肺段切除术。本例术后病理诊断为类癌,属于低度恶性肿瘤。

2. 本例手术采用右侧三臂两孔法机器人辅助袖式肺段切除术,由于术中摄像头臂和1号臂均由主操作孔置入胸腔,主刀医师操作时需注意机械臂打架问题,操作时要小心谨慎。另外,台上助手使用直线型切割缝合器处理动静脉时,可撤除1号臂,这样可使操作空间增大,更加安全。目前,此方式应仅限于高选择性病例。

(矫文捷　玄云鹏　王茂龙　于文成　王红梅)

第五章

机器人辅助袖式气管隆突切除术

第一节　机器人辅助袖式右中间段
支气管切除术

一、病例简介

【一般情况】

患者女性,45 岁。主因"间断咳血 3 年,加重 1 个月"入院。

【辅助检查】

1. 胸部增强 CT 检查　可见右中间段支气管近端局部变窄,相应区域间结节状高密度影,可见明显强化(图 5-1-1)。

2. 支气管镜检查　可见右中间段支气管新生物,部分阻塞管腔,表面充血,荧光模式下呈品红样改变,越过新生物后,见右肺中叶及下叶支气管管腔通畅(图 5-1-2)。

3. 其他辅助检查　未见肿瘤远处转移征象。心肺功能检查未见异常。

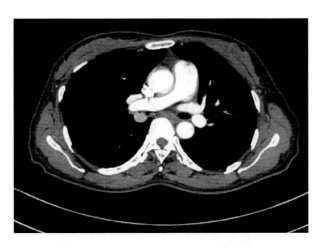

图 5-1-1　胸部增强 CT 检查可见右中间段支气管近端
局部变窄,相应区域间结节状高密度影,可见明显强化

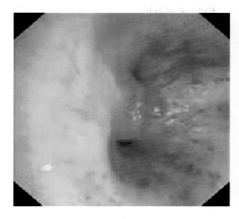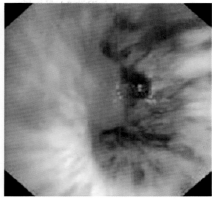

图 5-1-2　支气管镜检查可见右中间段支气管新生物,部分阻塞管腔,
荧光模式下呈品红样改变

二、手术方式

【麻醉与患者体位】

双腔气管插管并全身麻醉。患者取左侧卧折刀位,制作腰桥以充分扩展肋间隙。

【设备与器械准备】

机器人手术系统;单极电凝钩;双极电凝钳;持针器;单极剪刀;胸腔镜器械若干。

【切口与机械臂选择】

采用右侧三臂四孔法,带辅助切口,不用 CO_2 人工气胸(图 5-1-3)。

1. 观察孔　于右腋中线第 7 肋间,置入机器人专用摄像头臂。

2. 操作孔

(1)1 号臂孔:于右腋前线第 4 肋间,接单极电凝钩、单极剪刀和持针器。

(2)2 号臂孔:于右腋后线第 8 肋间,接双极电凝钳。

3. 辅助切口　于右腋前线第 6 肋间,手术助手用于术中吸引、牵拉、传递缝线和取出标本。

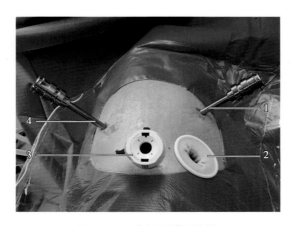

图 5-1-3　右侧三臂四孔法

1:第 4 肋间进 1 号机械臂;2:第 6 肋间为辅助操作孔;3:第 8 肋间进镜头;4:第 8 肋间进 2 号机械臂。

【手术步骤】

1. 术中探查　本例采用达芬奇机器人三臂操作,助手辅助暴露手术野,1 号臂和 2 号臂是主操作臂。主刀医师坐于操控台前,配合运用左右手柄和脚踏板,调整镜头位置,移动机械臂,探查未见胸腔积液,未见肿瘤胸腔内转移。

2. 游离后方肺门并清扫淋巴结　台上助手使用长卵圆钳将右肺组织向腹侧牵拉,主刀医师用 1 号臂单极电凝钩打开后纵隔胸膜,可以看到中间段支气管膜部隆起,清扫第 7 组隆突下淋巴结(图 5-1-4、图 5-1-5)。在游离过程中,台上助手使用长弯吸引器吸出渗血、渗液。

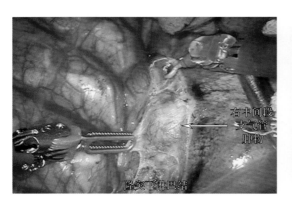

图 5-1-4　切开后纵隔胸膜,显露右中间段
支气管肿物

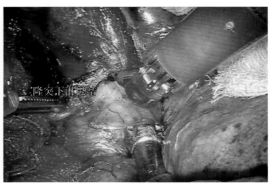

图 5-1-5　清扫隆突下淋巴结

3. 暴露右中间段支气管　继续处理右肺上叶支气管和右中间段支气管之间的三角区域,充分暴露该区域。充分游离右中间段支气管全周(图 5-1-6~ 图 5-1-8)。同时可使用纤维支气管镜经麻醉气管插管进入,明确肿瘤在管腔内外的生长和侵犯情况,确定切缘。

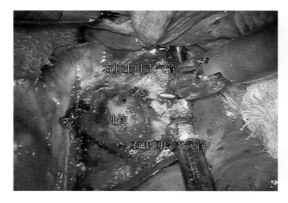

图 5-1-6　清扫右肺上叶支气管和右中间段
支气管间淋巴结

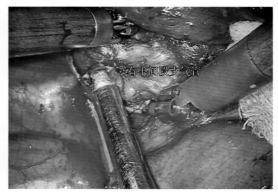

图 5-1-7　游离右中间段支气管管壁

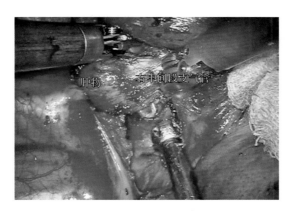

图 5-1-8　游离并充分暴露右中间段支气管

4. 主刀医师将 1 号臂换为单极剪刀,用单极剪刀环形剪断肿物远端的右中间段支气管,可以清楚地看到右中间段支气管管腔内的肿物(图 5-1-9~ 图 5-1-11),继续剪开肿物近端的右中间段支气管。将切除的气管环及肿物移除,送病理科进行快速冷冻检查,评估切缘情况(图 5-1-12~ 图 5-1-16)。

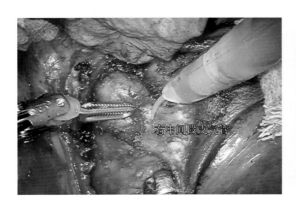

图 5-1-9　充分显露肿物及右中间段支气管,单极剪刀准备

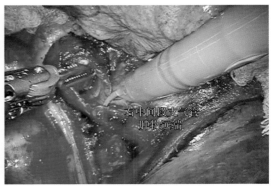

图 5-1-10　用单极剪刀环形剪断肿物远端的右中间段支气管

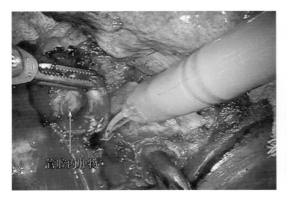

图 5-1-11　完全切断右中间段支气管远端

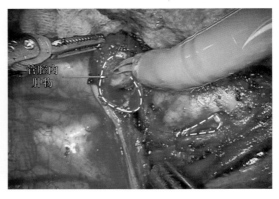

图 5-1-12　可见支气管管腔内的肿物

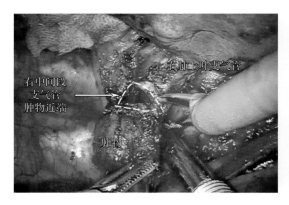

图 5-1-13　剪开肿物近端的右中间段支气管

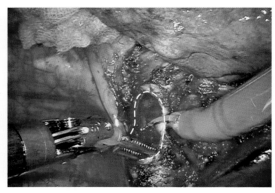

图 5-1-14　继续处理右中间段支气管近端

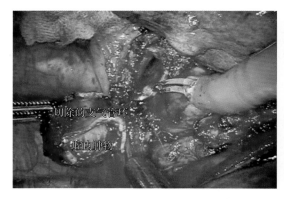

图 5-1-15　完全切除肿物及相应右中间段支气管

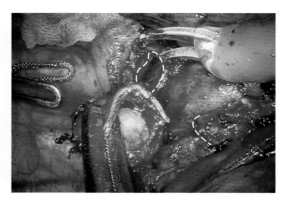

图 5-1-16　移除肿物及相应右中间段支气管

5. 吻合肿物两侧右中间段支气管　1 号臂更换持针器，准备 2 根 3-0 不可吸收缝线。第一根缝线缝合右中间段支气管软骨部约 2/3，沿逆时针方向连续缝合支气管两端，第二根缝线缝合右中间段支气管软骨部余下的 1/3 及膜部。注意调整针距。缝合完毕后，收紧缝线，打结（图 5-1-17~ 图 5-1-21）。

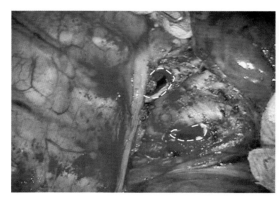

图 5-1-17　取走肿物之后，可见右中间段
支气管两端

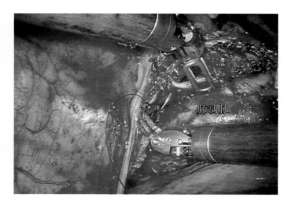

图 5-1-18　用 3-0 不可吸收缝线开始
缝合支气管近端

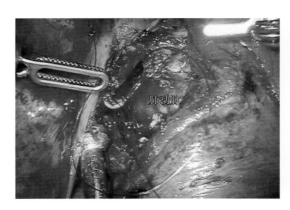

图 5-1-19　用第一根缝线缝合右中间段
支气管两端软骨部

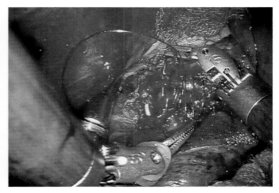

图 5-1-20　用第二根缝线缝合右中间段
支气管两端膜部

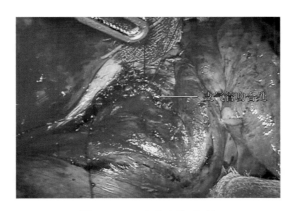

图 5-1-21　吻合完毕,打结

6. 冲洗胸腔　术毕用温蒸馏水冲洗胸腔,吸痰膨肺,发现支气管吻合口少许漏气,用
3-0 不可吸收缝线修补缝合吻合口漏气处,再次注水无漏气(图 5-1-22~ 图 5-1-24)。撤除机
械臂。于观察孔放置胸腔引流管,接胸腔闭式引流。关胸。

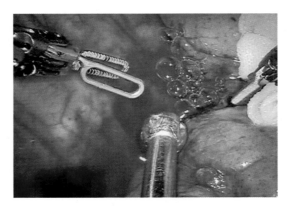

图 5-1-22　注水膨肺,见吻合口近端支气管
膜部有少许气泡逸出

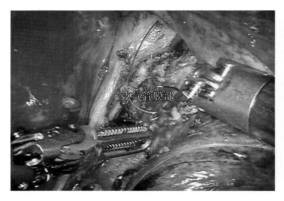

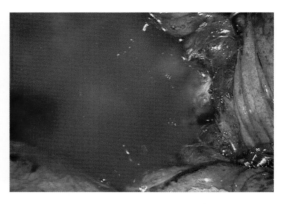

图 5-1-23　用 3-0 不可吸收缝线修补支气管膜部　　　　图 5-1-24　再次注水膨肺,无漏气

三、小结

1. 术后病理结果为(右中间段支气管)神经内分泌肿瘤,细胞异型性小,核分裂象少见(<1 个 /10 个高倍视野),结合免疫组织化学支持类癌(大小 2.0cm×1.5cm×1.0cm)。送检支气管上、下切缘未见肿瘤累及,送检淋巴结未见癌转移。

2. 术后复查胸部 CT 显示右中间段支气管通畅(图 5-1-25)。术后复查气管镜见右主支气管管腔通畅,未见新生物(图 5-1-26)。

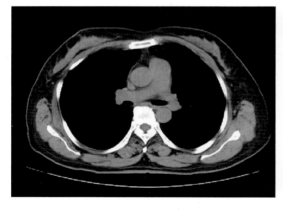

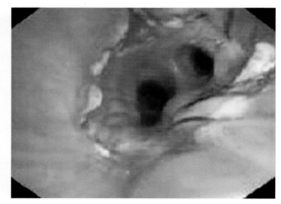

图 5-1-25　术后复查胸部 CT 显示右中间段　　　　图 5-1-26　术后复查气管镜见右主支气管

支气管通畅,未见充盈缺损　　　　　　　　　　　　　管腔通畅,未见新生物

3. 类癌是神经内分泌细胞的低度恶性肿瘤,分为典型类癌和非典型类癌。典型类癌占所有类癌的 90%,多为中心型,淋巴结转移少,预后较好。不典型类癌多为周围型,具有更大恶性潜能,可以越过支气管浸润其他组织,可有淋巴结转移。

4. 类癌通常会浸润支气管壁全层,但很少有支气管外生长。切缘一定要保证无瘤化。

第二节　机器人辅助袖式气管切除术

一、病例简介

【一般情况】

患者男性，48 岁。主因"间断性咳嗽咳痰半年"入院。

【既往史】

既往体健，吸烟 20 年，已戒烟 7 年。

【辅助检查】

1. 胸部增强三维重建 CT 检查　提示气管分叉上缘水平，气管后方肿物（图 5-2-1）。

2. 气管镜检查　可见气管远端圆形新生物，表面光滑，毛细血管显露，基本阻塞左主支气管，支气管可进入左主支气管，远端各级气管未见异常（图 5-2-2）。

3. 其他辅助检查　未见肿瘤远处转移。心肺功能检查未见异常。

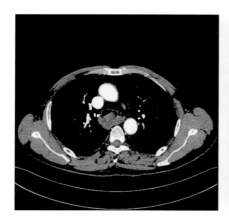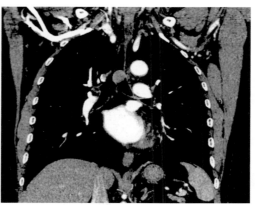

图 5-2-1　胸部增强三维重建 CT 检查可见气管分叉上缘水平，气管后方肿物

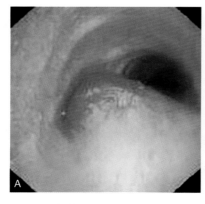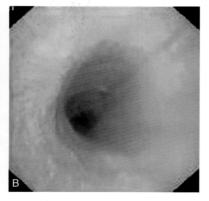

图 5-2-2　气管镜检查可见气管远端圆形新生物，表面光滑，基本阻塞左主支气管

A. 隆突新生物；B. 左主支气管。

二、手术方式

【麻醉与患者体位】

单腔气管插管并全身麻醉。患者取左侧卧位,制作腰桥以充分扩展肋间隙。

术中使用低压人工气胸辅助暴露,压力一般设置为 4~6mmHg。在完成游离后,停止人工气胸并切开气管。此时麻醉医师配合主刀医师将气管内的单腔气管插管撤至气管近端,同时另一单腔气管插管从手术台上经辅助切口送入左主支气管。吻合右侧气管软骨部时行左肺单肺通气,吻合左侧气管软骨部时与麻醉医师配合间断撤出气管插管,在开始吻合气管膜部之前,撤出左主支气管内的气管插管,麻醉医师将气管内的气管插管在主刀医师辅助下送入左主支气管,继续进行左肺单肺通气。完成全部吻合后,将气管插管撤回吻合口上方,进行双肺通气。

【设备与器械准备】

机器人手术系统;单极电凝钩;双极电凝钳;持针器;热剪刀;无创抓钳;胸腔镜器械若干;电动气腹机。

【切口与机械臂选择】

采用右侧四臂六孔法,使用 CO_2 人工气胸(图 5-2-3)。

1. 观察孔 于右腋中线第 7 肋间,置入机器人专用胸腔镜,接人工气胸,压力值为 4mmHg。

2. 操作孔

(1)1 号臂孔:于右腋前线第 4 肋间,接单极电凝钩、热剪刀和持针器。

(2)2 号臂孔:于右腋后线第 8 肋间,接双极电凝钳和持针器。

(3)3 号臂孔:于右肩胛下线第 9 肋间,接无创抓钳。

3. 助手孔 于右腋前线第 6 肋间,手术助手用于术中吸引、牵拉、传递缝线和腔镜血管阻断器械。

4. 辅助孔 于右腋中线第 3 肋间,为术中进出气管插管的通道。气管手术特殊性,此孔用于台上气管插管。

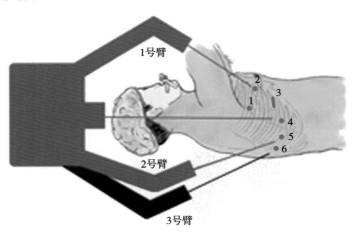

图 5-2-3 切口与机械臂位置

1:腋中线第 3 肋间;2:腋前线第 4 肋间;3:腋前线第 6 肋间;4:腋中线第 7 肋间;
5:腋后线第 8 肋间;6:肩胛下线第 9 肋间。

【手术步骤】

1. 探查结束后,首先切断下肺韧带,此时可根据预计切除气管的长度决定是否游离肺门。探查游离过程中由 3 号臂将肺牵拉至腹侧,可获得良好的术野暴露。此时可见奇静脉弓上方隆起性病变,用单极电凝钩打开上纵隔胸膜,游离病变周围组织(图 5-2-4~图 5-2-6)。

2. 游离过程中可将奇静脉弓用直线型切割缝合器切断,并将奇静脉弓断端缝合固定于后胸壁,以便显露吻合区域。充分游离肿瘤,此过程中可明确肿瘤与周围组织的关系,确认肿瘤起源及其蒂部的大小。游离过程中注意切勿损伤气管食管沟处的左喉返神经。游离完成后可结合术中支气管镜从管腔内和管腔外综合评估预计切除的范围,确认完整切除的可能性(图 5-2-7~图 5-2-11)。

3. 麻醉医师将气管插管撤至近端气管后,自肿瘤下方快速剪开并切断远端气管,助手从手术台上将单腔气管插管送入左主支气管进行左侧单肺通气。确认通气良好后,可用单极剪刀剪断肿瘤近端气管环,完整移除肿瘤并送检切缘行快速病理检查(图 5-2-12~图 5-2-17)。

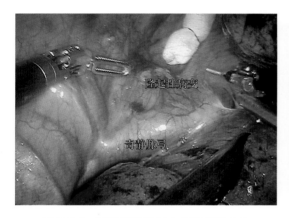

图 5-2-4 可见奇静脉弓上方隆起性病变

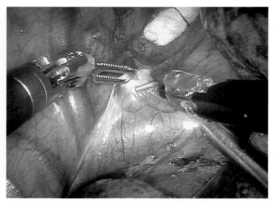

图 5-2-5 用单极电凝钩打开上纵隔胸膜

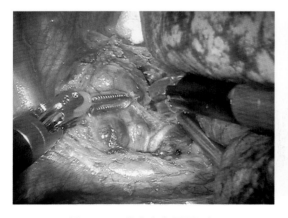

图 5-2-6 游离病变周围组织

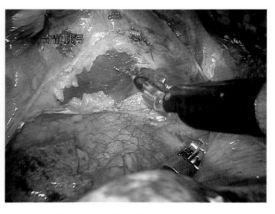

图 5-2-7 游离并暴露奇静脉弓

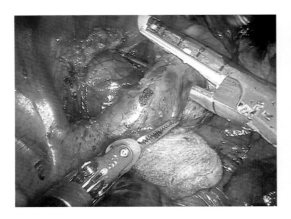

图 5-2-8 用直线型切割缝合器切断奇静脉弓

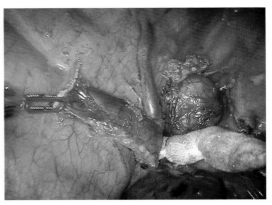

图 5-2-9 将奇静脉弓断端缝合固定于后胸壁，以便显露吻合区域

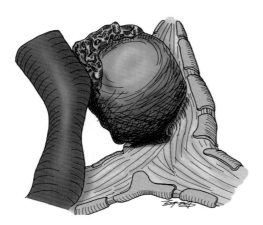

图 5-2-10 显露气管肿瘤示意

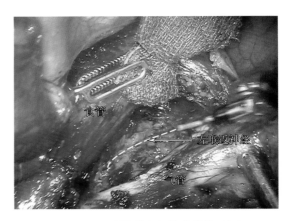

图 5-2-11 继续游离气管食管沟，注意暴露并保护左喉返神经

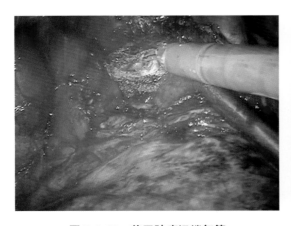

图 5-2-12 剪开肿瘤远端气管

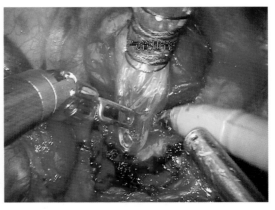

图 5-2-13 胸腔内放入气管插管

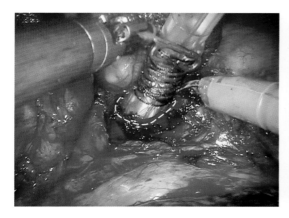

图 5-2-14　将气管插管置入气管远侧端管腔，
直到左主支气管内，进行左侧单肺通气

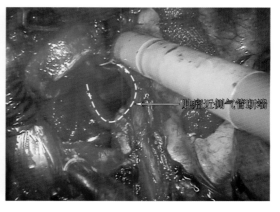

图 5-2-15　用单极剪刀剪断肿瘤近端气管

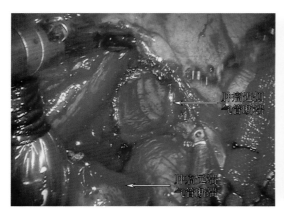

图 5-2-16　暴露气管两断端

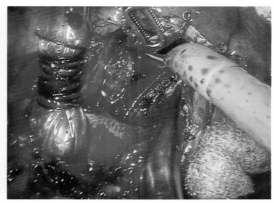

图 5-2-17　继续剪断近端气管环

4. 确认切缘病理阴性后，开始进行气管吻合操作。

5. 第一针用 2-0 不可吸收缝线自气管软骨中点开始缝合，首先吻合软骨部的左侧部分，期间采取间断通气的策略。缝合时将台上气管插管撤至胸腔内，缝合 4~5 针后再将气管插管送回左主支气管内（图 5-2-18、图 5-2-19）。首先吻合左侧的优势在于先吻合最难暴露的气管插管后方气管，吻合结束后不影响其他部分的气管吻合。若首先吻合较简单的右侧软骨部分，当进行左侧吻合时有可能对气管插管的操作造成影响。

6. 将左侧气管软骨部吻合完成后，再吻合右侧气管软骨部，在吻合过程中，台上放置气管插管，间断通气（图 5-2-20、图 5-2-21）。不同于中段气管，由于远端气管在末端时移行成为隆突及左、右主支气管，远端气管管径宽于近端气管管径，因此在进行软骨部吻合时需要随时调整两个气管的切缘。笔者使用套入法技术进行错位吻合，将近端气管略套入远端气管内。但该技术在进行隆突附近的吻合时应注意套入长度不能过长，否则可能增加吻合口的张力。

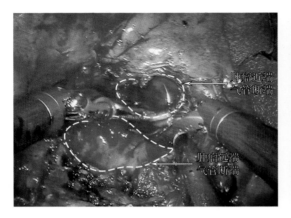

图 5-2-18　开始用 2-0 不可吸收缝线自气管软骨中点开始缝合，首先吻合软骨部左侧部分

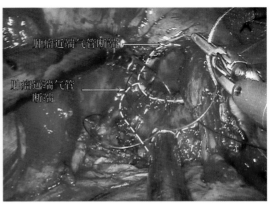

图 5-2-19　暂时移除气管插管，继续缝合

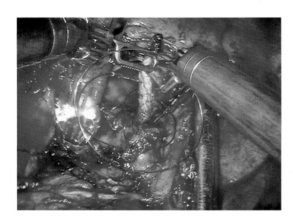

图 5-2-20　左侧气管软骨部吻合完成后，再吻合右侧气管软骨部

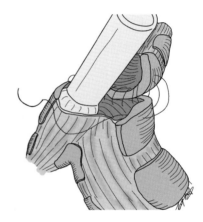

图 5-2-21　在吻合过程中，台上放置气管插管，间断通气

　　7. 气管软骨部全部吻合完毕后，将台上气管插管撤出，麻醉医师将气管内的气管插管送入左主支气管。由于左主支气管较长，因此气管插管可插入较深，向气囊内注入少量空气即可完成气道封堵。此技巧可避免在吻合时意外刺破气囊或将气囊缝入吻合口。将气管膜部自两侧向中点缝合，最后在膜部中点处打结（图 5-2-22~ 图 5-2-26，视频 6）。

　　8. 最后冲洗、注水检查是否有漏气，确认吻合口无漏气、张力合适后，游离前纵隔脂肪垫包埋气管吻合口（图 5-2-27、图 5-2-28）。撤机械臂，留置胸腔引流管，关胸。

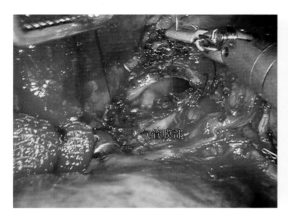

图 5-2-22　气管软骨部缝合完毕，准备缝合气管膜部

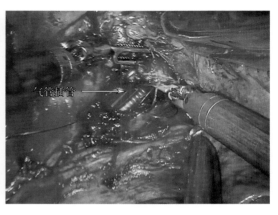

图 5-2-23　请麻醉医师将第一根气管插管置入左主支气管管腔内,继续缝合气管膜部

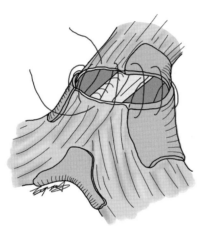

图 5-2-24　缝合两端气管膜部示意

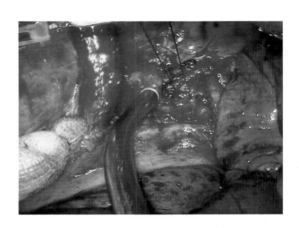

图 5-2-25　缝合完毕,收紧缝线

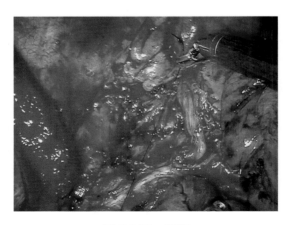

图 5-2-26　打结

视频 6　机器人辅助袖式气管切除术加气管吻合术

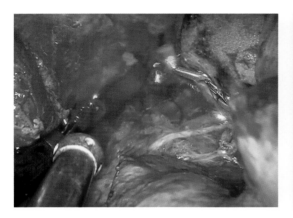

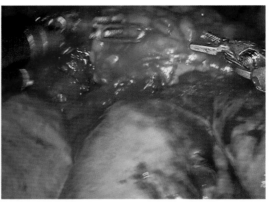

图 5-2-27　胸腔注水通气,吻合口　　　　　　图 5-2-28　游离前纵隔脂肪垫
　　　　　　未见漏气　　　　　　　　　　　　　　　　　包埋气管吻合口

三、小结

1. 术后病理结果为(气管)梭形细胞肿瘤,肿瘤细胞丰富,部分围绕血管增生,有异型性,可见少量核分裂象。会诊意见为(气管)分化较高的平滑肌肉瘤。

2. 吻合口张力是决定能否吻合成功的关键。对于可切除的气管长度的研究已有大量报道,一般为 4~6cm,最大报道长度可达 8cm,但需要建立在充分游离肺门及气管,甚至游离切断喉部肌肉的基础上。切除气管长度较短时,仅需要游离单侧下肺韧带或肺门,可减轻吻合口张力。同时,在游离气管时应注意游离长度不要过长,以防破坏气管的节段性血供,造成吻合口的缺血性坏死。术后可用曲颈制动的方法减轻吻合口的张力。

3. 术后 1 个月气管镜检查,见气管吻合口通畅,未见狭窄及复发征象,吻合口可见少量肉芽增生(图 5-2-29)。复查胸部 CT 显示未见气管狭窄(图 5-2-30)。已随访 2 年余,无肿瘤复发及转移。

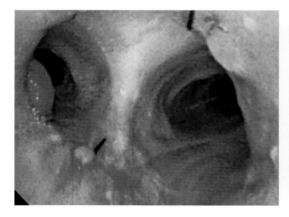

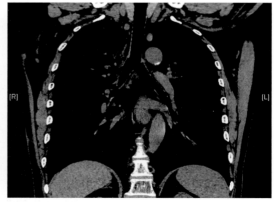

图 5-2-29　术后 1 个月行气管镜检查,　　　　图 5-2-30　术后 1 个月复查胸部 CT,
　　　　　　见气管吻合口通畅　　　　　　　　　　　　未见气管狭窄

第三节　机器人辅助袖式右全肺切除术

一、病例简介

【一般情况】

患者男性,40 岁。主因"咳嗽、咳痰,偶伴痰中带血丝 20 余天"入院。

【辅助检查】

1. 胸部增强 CT 检查　右肺门见团块状软组织密度影,边缘欠清,密度不均匀强化。考虑右肺肺癌并右肺上叶阻塞性肺不张(图 5-3-1)。

2. 纤维支气管镜检查　右主支气管开口处见新生物,源自右肺上叶支气管,表面有白色坏死物附着,导致右肺上叶支气管开口闭塞。右主支气管口管腔明显狭窄,右中间段支气管被遮挡。

3. PET/CT 显像检查　可见右肺门区软组织肿块,内见坏死,边缘代谢异常增高,SUVmax 为 15.0。病灶向内侧侵入右主支气管。远端肺野见片状实变。符合中央型肺癌并阻塞性炎症。

4. 心肺功能检查　未见异常。

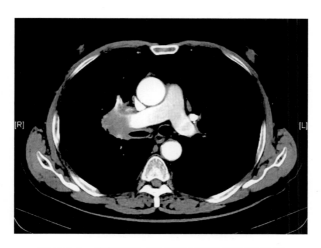

图 5-3-1　胸部增强 CT 检查显示右肺门团块状软组织密度影

二、手术方式

【麻醉与患者体位】

双腔气管插管并全身麻醉。患者取左侧卧折刀位,制作腰桥以充分扩展肋间隙。

【设备与器械准备】

机器人辅助手术系统;单极电凝钩;双极电凝钳;双极抓钳;持针器;单极热剪;胸腔镜器械等。

【切口与机械臂选择】

采用右侧三臂三孔法,包含辅助切口(图 5-3-2)。

1. 观察孔   于右腋中线第 8 肋间,用于置入机器人摄像头臂。

2. 辅助切口   于右侧第 5 肋间做 4cm 切口,放置乳胶切口保护套,并于辅助口后方置入 1 号臂,接单极电凝钩、单极热剪和持针器。手术助手利用此辅助切口进行术中吸引、牵拉、传递缝线和取出标本。

3. 操作孔   于右腋后线第 8 肋间,置入 2 号臂(左手侧),接双极电凝钳。

【手术步骤】

1. 术中探查   主刀医师采用三臂三孔法操作,1 号臂由辅助切口后方置入胸腔。主刀医师坐于操控台前,配合运用左右手柄和脚踏板,调整镜头位置,移动机械臂。探查未见胸腔积液,见胸膜部分粘连。

2. 清扫淋巴结   台上助手使用长卵圆钳夹小沙块将右肺组织挡向腹侧,主刀医师用 1 号臂单极电凝钩从肺韧带下缘由下向上游离,暴露并清扫隆突下和上纵隔淋巴结(图 5-3-3、图 5-3-4)。游离过程中,台上助手使用长弯吸引器吸出渗血、渗液。

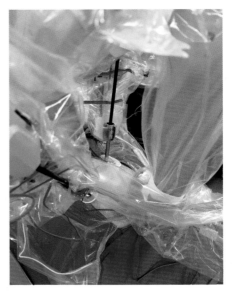

图 5-3-2   右侧三臂三孔法

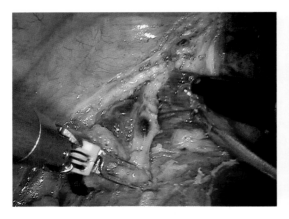

图 5-3-3   清扫隆突下淋巴结

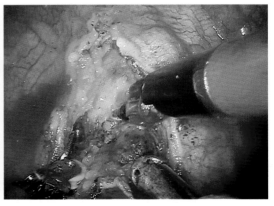

图 5-3-4   清扫上纵隔淋巴结

3. 处理奇静脉弓   游离奇静脉弓,使用直线型切割缝合器切断奇静脉弓(图 5-3-5),充分暴露气管、支气管,利于后续操作。

4. 处理肺静脉   1 号臂单极电凝钩和 2 号臂双极抓钳配合,暴露右肺下叶肺静脉,用直线型切割缝合器,切断右肺下叶肺静脉(图 5-3-6)。游离过程中见肿瘤与右肺上叶肺静脉关系密切,打开心包,在心包内游离右肺上叶肺静脉,使用直线型切割缝合器切断右肺上叶肺静脉(图 5-3-7)。

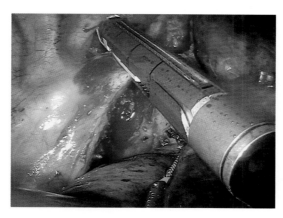

图 5-3-5　直线型切割缝合器切断奇静脉弓

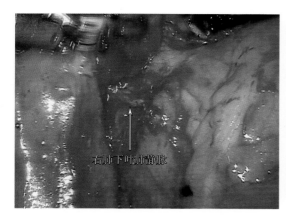

图 5-3-6　用直线型切割缝合器切断
右肺下叶肺静脉

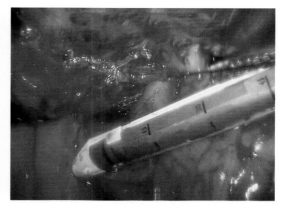

图 5-3-7　用直线型切割缝合器在心包内
切断右肺上叶肺静脉

　　5. 处理肺动脉　充分游离右肺动脉主干,用血管吊带牵拉,使用直线型切割缝合器切断右肺动脉(图 5-3-8)。

　　6. 处理支气管和气管　使用单极热剪依次环形剪断左主支气管和气管远端(图 5-3-9、图 5-3-10)。麻醉医师将气管插管直接置入左主支气管并维持通气供氧(图 5-3-11)。将切除的右全肺及隆突等组织完整装入乳胶手套中取出,并立即送检气管和支气管切缘,通过快速冷冻病理明确上、下切缘是否被肿瘤累及。

　　7. 气管与左主支气管吻合　充分显露左主支气管及气管断端。麻醉医师将气管插管由左主支气管退回至气管内。1 号臂更换为持针器,先使用第一根不可吸收缝线吻合气管与左主支气管软骨部(图 5-3-12)。吻合过程中,根据血氧饱和度变化,可将气管插管再次置入左主支气管通气。通过间断通气供氧,维持氧饱和度在正常范围(图 5-3-13)。继续使用第二根不可吸收缝线吻合气管和左主支气管膜部(图 5-3-14)。

　　8. 吻合完毕后,收拢缝线,依次打结(图 5-3-15、图 5-3-16)。显露并检查气管和左主支气管吻合口(图 5-3-17)。

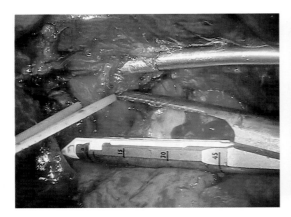

图 5-3-8   用直线型切割缝合器切断右肺动脉

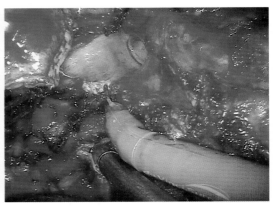

图 5-3-9   用单极剪刀剪断左主支气管

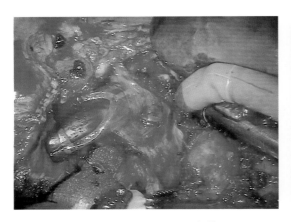

图 5-3-10   用单极剪刀剪断气管远端

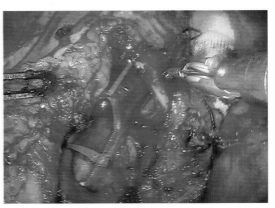

图 5-3-11   气管插管置入左主支气管
并维持通气供氧

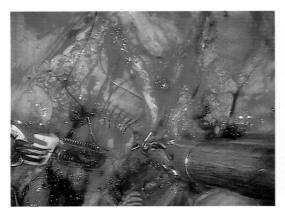

图 5-3-12   使用第一根不可吸收缝线吻合
气管与左主支气管软骨部

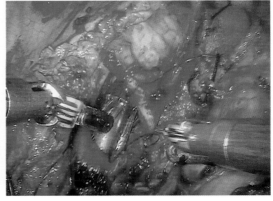

图 5-3-13   将气管插管置入左主支气管，
间断通气

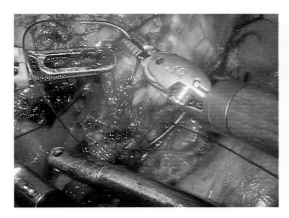

图 5-3-14 继续使用第二根不可吸收缝线
吻合气管和左主支气管膜部

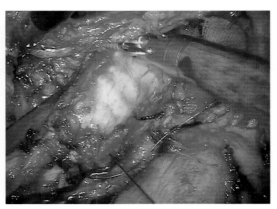

图 5-3-15 吻合完毕,打第一个结

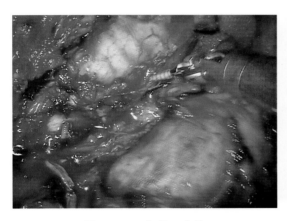

图 5-3-16 打第二个结

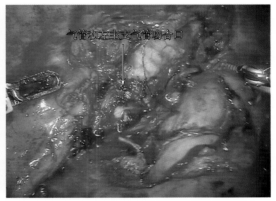

图 5-3-17 显露气管和左主支气管吻合口

9. 冲洗胸腔　用蒸馏水冲洗胸腔,吸痰膨肺,确认支气管吻合口无漏气。撤出机械臂及摄像头臂。放置胸腔引流管,关胸。

三、小结

1. 本例术后病理为:(右全肺)高 - 中分化鳞状细胞癌,中央型,直径 5.3cm,未累及局部肺被膜。气管、支气管上下切缘未见癌残留。送检各组淋巴结未见癌转移。

2. 本例手术在气管和左主支气管端端吻合时,气道管理采用间断通气,由麻醉医师将气管插管直接置入左主支气管,维持供氧,缝合时气管插管退入气管内。右全肺移除后,右侧胸腔空间大,吻合较方便,本例在吻合过程中间断通气一次。目前,切除气管隆突重建手术气道管理常用的方法包括台上气管插管通气、自主呼吸麻醉不插管等方式。

第四节　机器人辅助袖式右肺下叶
切除术加二级隆突重建术

一、病例简介

【一般情况】

患者男性，60 岁。主因"咳嗽、活动后气短 20 余天"入院。

【辅助检查】

1. 胸部增强 CT 检查　右侧肺门增大，见不规则团块影，范围约 48cm×22cm，不规则强化，近端右肺下叶支气管截断、狭窄，右肺下叶多发斑片影（图 5-4-1）。考虑右侧肺癌并阻塞性肺不张。

2. PET/CT 检查　右肺下叶肺门区可见软组织密度结节，内可见支气管截断，边缘见分叶，代谢增高，初次扫描 SUVmax 为 10.7，延迟扫描 SUVmax 为 13.8。远端肺野见多发结节、斑片，考虑右侧肺癌并阻塞性肺不张。

3. 心肺功能检查　未见异常。

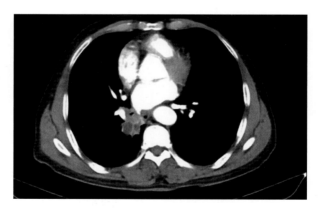

图 5-4-1　胸部增强 CT 检查显示右侧肺门增大，

见不规则团块影，右肺下叶支气管截断

二、手术方式

【麻醉与患者体位】

双腔气管插管并全身麻醉。患者取左侧卧折刀位，制作腰桥以充分扩展肋间隙。

【设备与器械准备】

机器人辅助手术系统；单极电凝钩；双极电凝钳；双极抓钳；持针器；单极热剪；胸腔镜器械等。

【切口与机械臂选择】

采用右侧四臂四孔法,包含辅助切口(图 5-4-2)。

1. 观察孔　于右腋中线第 7 肋间,置入机器人摄像头臂。

2. 辅助切口　于右侧第 5 肋间做 3cm 切口,放置乳胶切口保护套,并于辅助切口后方置入 1 号臂,接单极电凝钩、单极剪和持针器。手术助手利用此辅助切口进行术中吸引、牵拉、传递缝线和取出标本。

3. 2 号臂孔　于右腋后线第 7 肋间,置入 2 号臂(左手侧),接双极电凝钳。

4. 3 号臂孔　于右肩胛下线第 8 肋间,置入 3 号臂(左手侧),用于牵拉暴露。

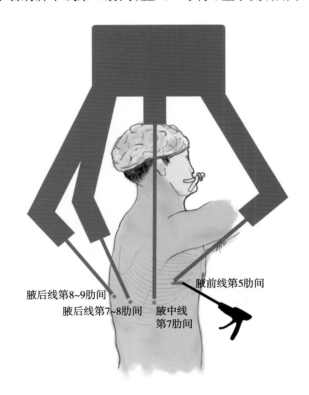

腋后线第8~9肋间

腋后线第7~8肋间

腋中线第7肋间

腋前线第5肋间

图 5-4-2　四臂四孔法(右侧)

【手术步骤】

1. 术中探查　主刀医师采用右侧四臂四孔法操作,1 号臂由辅助切口后方置入胸腔。主刀医师坐于操控台前,配合运用左右手柄和脚踏板,调整镜头位置,移动机械臂。探查未见胸腔积液,未见胸膜粘连。

2. 清扫淋巴结　台上助手使用长卵圆钳夹小沙块将右肺组织挡向腹侧,主刀医师用 1 号臂单极电凝钩从肺韧带下缘由下向上游离,暴露并清扫隆突下和上纵隔淋巴结(图 5-4-3、图 5-4-4)。游离过程中,台上助手使用长弯吸引器吸出渗血、渗液。

3. 处理肺静脉　1 号臂单极电凝钩和 2 号臂双极抓钳配合,暴露右肺下叶肺静脉,使用直线型切割缝合器,切断右肺下叶肺静脉(图 5-4-5)。

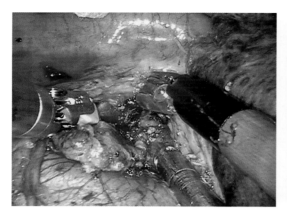

图 5-4-3　清扫隆突下淋巴结

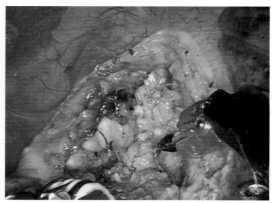

图 5-4-4　清扫上纵隔淋巴结

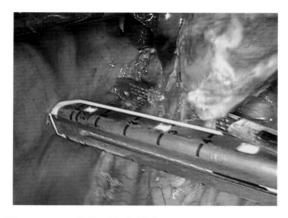

图 5-4-5　用直线型切割缝合器切断右肺下叶肺静脉

4. 处理支气管　使用单极热剪依次环形剪断右肺中叶支气管和右中间段支气管
（图 5-4-6、图 5-4-7）。

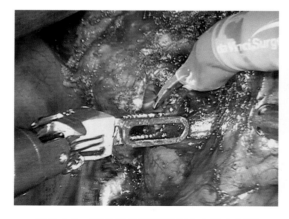

图 5-4-6　用单极热剪剪断右肺中叶支气管

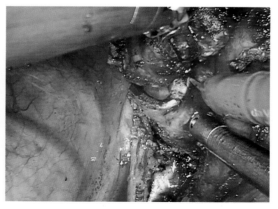

图 5-4-7　用单极热剪剪断右中间段支气管

5. 处理肺动脉　充分游离右肺下叶肺动脉,并用直线型切割缝合器切断(图 5-4-8)。

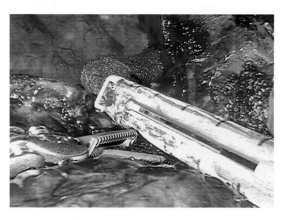

图 5-4-8　用直线型切割缝合器切断右肺下叶肺动脉

6. 将切除的右肺下叶等组织完整装入乳胶手套中取出,检查发现右中间段支气管切缘受肿瘤累及。使用单极热剪依次环形剪断右主支气管和右肺上叶支气管(图 5-4-9、图 5-4-10)。将之取出后,立即送病理科进行冷冻检查,未发现切缘癌残留。

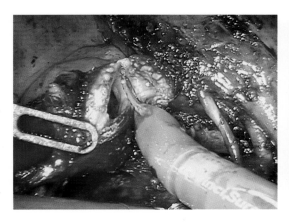
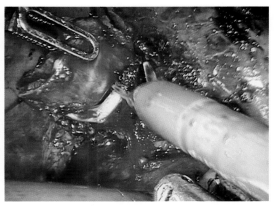

图 5-4-9　用单极剪刀剪断右主支气管　　　图 5-4-10　用单极剪刀剪断右肺上叶支气管

7. 支气管吻合,重建二级隆突　充分显露右主支气管、右肺上叶支气管和右肺中叶支气管断端(图 5-4-11)。1 号臂更换为持针器,先使用可吸收缝线缝合右肺上叶支气管和右肺中叶支气管(图 5-4-12)。然后使用 2 根不可吸收缝线将右主支气管、右肺上叶支气管及右肺中叶支气管实施吻合,并重建二级隆突(图 5-4-13~ 图 5-4-15)。

8. 吻合完毕后,收拢缝线,依次打结(图 5-4-16)。使用壁层胸膜包埋支气管吻合口(图 5-4-17)。

9. 冲洗胸腔　用蒸馏水冲洗胸腔,吸痰膨肺,确认支气管吻合口无漏气。撤出机械臂及摄像头臂。放置胸腔引流管,关胸。

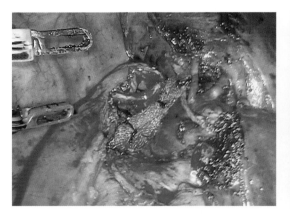

图 5-4-11　显露右主支气管、右肺上叶支气管和
右肺中叶支气管断端

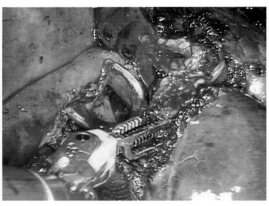

图 5-4-12　用可吸收缝线缝合右肺上叶支气管和
右肺中叶支气管

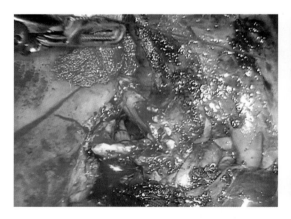

图 5-4-13　使用不可吸收缝线吻合右主支气管
与右肺上叶支气管

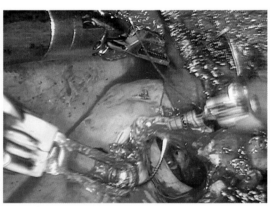

图 5-4-14　使用不可吸收缝线吻合右主支气管与
右肺中叶支气管

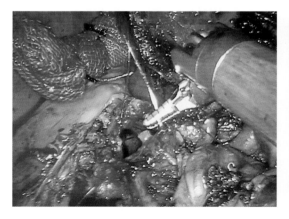

图 5-4-15　继续使用不可吸收缝线吻合右主支气
管和右肺上叶、右肺中叶支气管,重建二级隆突

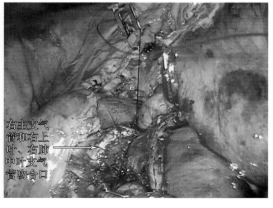

右主支气
管和右上
叶、右肺
中叶支气
管吻合口

图 5-4-16　吻合完毕,收拢缝线,依次打结

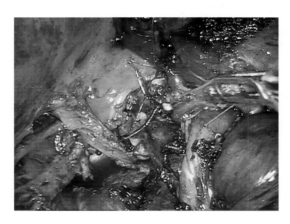

图 5-4-17　壁层胸膜包埋支气管吻合口

三、小结

1. 本例术后病理为（右肺下叶）低分化癌，结合免疫组化结果，符合基底样鳞状细胞癌（中央型，大小 2.7cm×2.5cm×2.2cm）的诊断，未侵及局部脏层胸膜，无脉管癌栓。支气管上下切缘未见癌转移。

2. 本例术前讨论拟行袖式右肺下叶切除术，术中切缘检查发现癌组织残留，为达到根治性切除的目的，遂扩大切除部分支气管，直至切缘阴性。患者术后恢复好。

第五节　机器人辅助袖式左肺上叶舌段
切除术加二级隆突重建术

一、病例简介

【一般情况】

患者女性，63 岁。主因"咳嗽、咳痰、咳血 1 月余"入院。

【辅助检查】

1. 胸部增强 CT 检查　可见左肺上叶肺门占位，并左肺上叶舌段支气管被截断（图5-5-1）。

2. 纤维支气管镜检查　左肺上叶舌段开口处见新生物。活检病理结果：（左肺上叶舌段新生物活检）涎腺源性肿瘤，结合形态及免疫组化结果，符合黏液表皮样癌（中分化）。

3. PET/CT 显像检查结果　左肺上叶肺门区软组织密度结节，左肺上叶舌段支气管截断，代谢增高，SUVmax 约 3.1，远端见片状实变影。考虑左肺上叶肺门区肿瘤并远端阻塞性改变可能性大。

4. 心肺功能检查　未见异常。

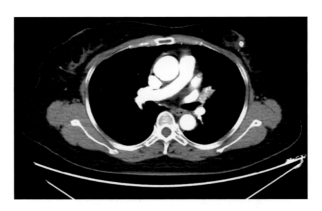

图 5-5-1　胸部增强 CT 检查显示左肺上叶肺门占位，
并左肺上叶舌段支气管被截断

二、手术方式

【麻醉与患者体位】

双腔气管插管并全身麻醉。患者取右侧卧折刀位，制作腰桥以充分扩展肋间隙。

【设备与器械准备】

机器人辅助手术系统；单极电凝钩；双极电凝钳；双极抓钳；持针器；单极热剪；胸腔镜器械等。

【切口与机械臂选择】

采用左侧三臂三孔法，包含辅助切口（图 5-5-2）。

1. 观察孔　于左腋中线第 7 肋间，置入机器人摄像头臂。

2. 1 号臂孔　于左腋后线第 7 肋间，置入 1 号臂（右手侧），接单极电凝钩、单极热剪和持针器。

3. 辅助切口　于左侧第 5 肋间做 3cm 切口，放置乳胶切口保护套；于辅助切口后方置入 2 号手臂，接双极电凝钳；手术助手利用此辅助切口进行术中吸引、牵拉、传递缝线和取出标本。

【手术步骤】

1. 术中探查　主刀医师采用左侧三臂三孔法操作，机器人 2 号臂（左手侧）由辅助切口后方置入胸腔。主刀医师坐于操控台前，配合运用左右手柄和脚踏板，调整镜头位置，移动机械臂。探查未见胸腔积液，未见胸膜粘连。

2. 处理肺静脉和肺动脉　1 号臂单极电凝钩和 2 号臂双极抓钳配合，暴露左肺上叶舌段肺静脉，用直线型切割缝合器切断左肺上叶舌段肺静脉（图 5-5-3）。继续游离，使用直线型切割缝合器，切断左肺上叶肺动脉舌段支（图 5-5-4）。

3. 处理支气管　使用单极热剪依次环形剪断左主支气管远端、左肺下叶支气管和左肺上叶固有段支气管（图 5-5-5~ 图 5-5-7）。

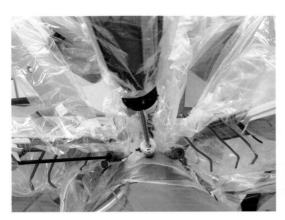

图 5-5-2　左侧三臂三孔法

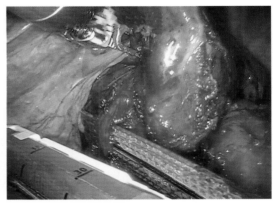

图 5-5-3　用直线型切割缝合器切断
左肺上叶舌段肺静脉

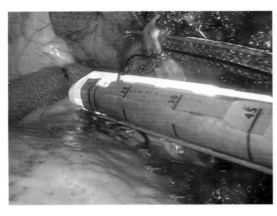

图 5-5-4　用直线型切割缝合器切断左肺上叶
肺动脉舌段支

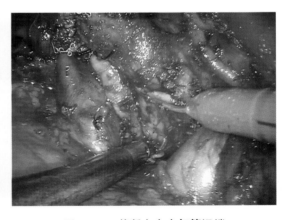

图 5-5-5　剪断左主支气管远端

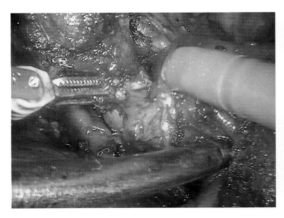

图 5-5-6　剪断左肺下叶支气管

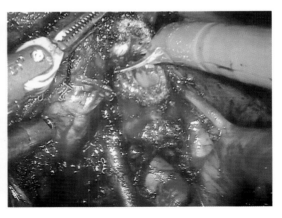

图 5-5-7　剪断左肺上叶固有段支气管

4. 显示左肺上叶固有段和舌段之段间裂（图 5-5-8）。使用直线型切割缝合器切除左肺上叶舌段肺组织（图 5-5-9）。将切除之左肺上叶舌段和相应支气管等组织完整装入乳胶手套中,取出,立即送病理科冷冻检查,未发现切缘癌残留。

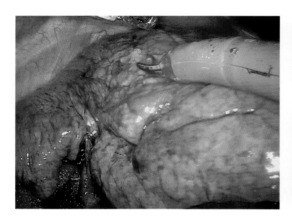

图 5-5-8　显示左肺上叶固有段和舌段之段间裂

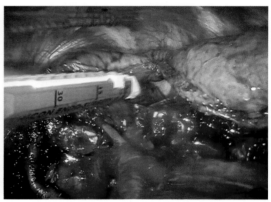

图 5-5-9　用直线型切割缝合器切除左肺
上叶舌段肺组织

5. 清扫第 12 组淋巴结,并显露左主支气管、左肺下叶支气管和左肺上叶固有段支气管三个断端（图 5-5-10、图 5-5-11）。

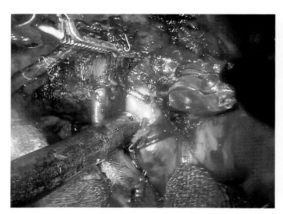

图 5-5-10　清扫第 12 组淋巴结

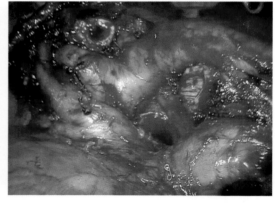

图 5-5-11　显露左主支气管、左肺下叶支气管和
左肺上叶固有段支气管断端

6. 支气管吻合,重建二级隆突　1 号臂更换为持针器,先使用可吸收缝线缝合左肺上叶固有段支气管和左肺下叶支气管（图 5-5-12）。然后使用 2 根不可吸收缝线将左主支气管、左肺下叶支气管及左肺上叶固有段支气管依次吻合,并重建二级隆突（图 5-5-13~ 图 5-5-15）。

7. 吻合完毕后,收拢缝线,依次打结（图 5-5-16）。

8. 冲洗胸腔　用蒸馏水冲洗胸腔,膨肺试水,确认支气管吻合口无漏气（图 5-5-17）。

9. 撤出机械臂及摄像头臂。放置胸腔引流管,关胸。

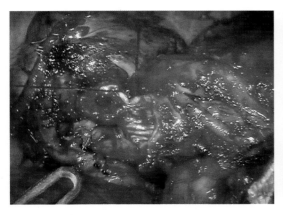

图 5-5-12　用可吸收缝线缝合左肺上叶固有段支气管和左肺下叶支气管

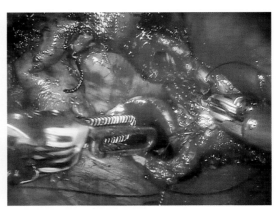

图 5-5-13　使用不可吸收缝线吻合左主支气管与左肺下叶支气管

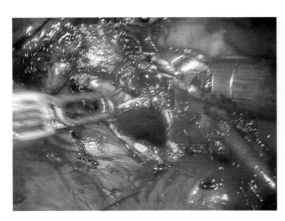

图 5-5-14　使用不可吸收缝线吻合左主支气管与左肺上叶固有段支气管

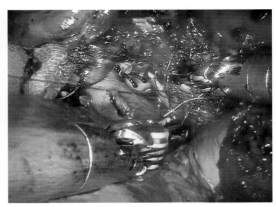

图 5-5-15　继续吻合左主支气管、左肺下叶支气管和左肺上叶固有段支气管,重建二级隆突

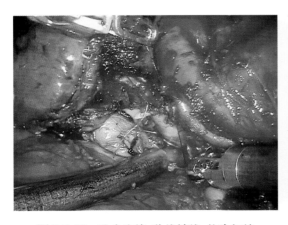

图 5-5-16　吻合完毕,收拢缝线,依次打结

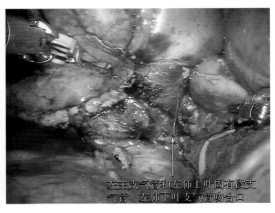

左主支气管和左肺上叶固有段支气管、左肺下叶支气管吻合口

图 5-5-17　胸腔注水膨肺确认支气管吻合口无漏气

三、小结

1. 本例术后病理为（左肺上叶舌段）黏液表皮样癌（中央型，范围 3.5cm×3cm，中分化），未侵及局部肺脏层胸膜，送检肺门和纵隔各组淋巴结未见癌转移。

2. 术后 1 个月复查胸部 CT 显示左肺各支气管管腔通畅（图 5-5-18）。

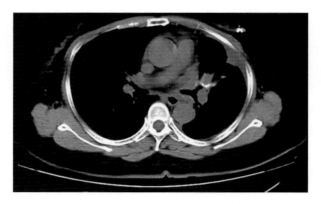

图 5-5-18　术后复查胸部 CT 显示左肺各支气管管腔通畅

（矫文捷　邱　桐　孙　晓　刘　傲　董燕亭　杨荣华）

［1］NAKANISHI K, KURUMA T. Video-assisted thoracic tracheoplasty for adenoid cysticcar cinoma of the mediastinal trachea［J］. Surgery, 2005, 137（2）: 250-252.

［2］JIAO W, ZHU D, CHENG Z, et al. Thoracoscopic tracheal resection and reconstruction for adenoid cystic carcinoma［J］. Ann Thorac Surg, 2015, 99（1）: e15-e17.

［3］GONZALEZ-R, SOULTANIS K M, GARCIA A, et al. Uniportal video-assisted thoracoscopic lung sparing tracheo-bronchial and carinal sleeve resections［J］. J Thorac Dis, 2020, 12（10）: 6198-6209.

［4］LONIE S J, STEPHANIE CH'NG, ALAM N Z, et al. Minimally Invasive Tracheal Resection: Cervical Approach Plus Video-Assisted Thoracoscopic Surgery［J］. Ann Thorac Surg, 2015, 100（6）: 2336-2339.

［5］ZHAO G, DONG C, YANG M, et al. Totally thoracoscopic tracheoplasty for a squamous cell carcinoma of the mediastinal trachea［J］. Ann Thorac Surg, 2014, 98（3）: 1109-1111.

［6］LI J, WANG W, JIANG L, et al. Video-Assisted Thoracic Surgery Resection and Reconstruction of Carinaand Trachea for Malignantor Benign Diseasein 12 Patients: Three Centers' Experience in China［J］. Ann Thorac Surg, 2016, 102（1）: 295-303.

［7］LI S, AI Q, LIANG H, et al. Non-intubated Robotic-Assisted Thoracic Surgery for Tracheal/ Airway Resection and Reconstruction: Technique Description and Preliminary Results［J］. Ann Transl Med, 2021, 9（5）: 403.

［8］LI S, LIU J, HE J, et al. Video-assisted thoracoscopic surgery resection and reconstruction of thoracic trachea in the management of atracheal neoplasm［J］. J Thorac Dis, 2016, 8（3）: 600-607.

［9］ROCCO G, MARTIN-UCAR A, PASSERA E. Uniportal VATS wedge pulmonary resections ［J］. Ann Thorac Surg, 2004, 77（2）: 726-728.

［10］YUPSY, CAPILIF, NGCSH. Single port VATS: recent developments in Asia［J］. J Thorac Dis, 2016, 8（Suppl3）: S302-S307.

［11］GONZALEZ-RIVAS D, YANG Y, STUPNIK T, et al. Uniportal video-assisted thoracoscopic bronchovascular, tracheal and carinal sleeve resections［J］. Eur J Cardiothorac Surg, 2016, 49 Suppl 1: i6-i16.

［12］HUNG W H, CHEN H C, HUANG C L, et al. Thoracoscopic Tracheal Resection and Reconstruction with Single-Incision Method［J］. Ann Thorac Surg, 2018, 106（1）: e45-e47.

［13］ZHAO K, MEI J, HAI Y, et al. Thoracoscopic tracheal reconstruction without surgical field intubation[J]. Thorac Cancer, 2016, 7(4): 495-497.

[14] KATLIC M R, FACKTOR M A. Video-assisted thoracic surgery utilizing local anesthesia and sedation: 384 consecutive cases[J]. Ann Thorac Surg, 2010, 90(1): 240-245.

[15] CHEN K C, CHENG Y J, HUNG M H, et al. Nonintubated thoracoscopic lung resection: a3-year experience with 285 cases in a single institution[J]. J Thorac Dis, 2012, 4(4): 347-351.

[16] LIU J, CUI F, LI S, et al. Non-intubated video-assisted thoracoscopic surgery anatomical resections: A new perspective for treatment of lung cancer[J]. Annals of translational medicine, 2015, 3(8): 120.

[17] JIANG L, LIU J, GONZALEZ-RIVAS D, et al. Thoracoscopic surgery for tracheal and carinal resection and reconstruction under spontaneous ventilation[J]. J Thorac Cardiovasc Surg, 2018, 155(6): 2746-2754.

[18] LI S, LIU J, HE J, et al. Video-assistedtrans thoracic surgery resection of a tracheal mass and reconstruction of trachea under non-intubated anesthesia with spontaneous breathing[J]. J Thorac Dis, 2016, 8(3): 575-585.

[19] GUO M, PENG G, WEI B, et al. Uniportal video-assisted thoracoscopic surgery in tracheal tumour under spontaneous ventilation anaesthesia[J]. Eur J Cardiothorac Surg, 2017, 52(2): 392-394.

[20] JIAO W, ZHAO Y, LUO Y, et al. Totally robotic-assisted non-circum ferential tracheal resection and anastomosis for leiomyoma in an elderly female[J]. J Thorac Dis, 2015, 7(10): 1857-1860.

[21] QIU T, ZHAO Y, SONG J, et al. Robotic circumferential tracheal resection and reconstruction via a completely portal approach[J]. Thorac Cancer, 2019, 10(2): 378-380.

[22] ORLOWSKI T M, DZIEDZIC D. Carinal Resection and Reconstruction[J]. Thorac Surg Clin, 2018, 28(3): 305-313.

[23] BELSEY R. Stainless steel wire suture technique in thoracic surgery[J]. Thorax, 1946, 1(1): 39-47.

[24] ABBOTT O A. Experiences with the surgical resection of the human carina, tracheal wall, and contralateral bronchial wall in cases of right total pneumonectomy[J]. J Thorac Surg, 1950, 19(6): 906-922.

[25] YEN Y T, LAI W W. Right thoracotomy for carinal resection with left thoracoscopic pneumonectomy as a new approach for left sleeve pneumonectomy: a case report[J]. Kaohsiung J Med Sci, 2010, 26(11): 609-614.

[26] AI B, LIAO Y, ZHANG Z, et al. Single-stage bilateral thoracic surgery via a combined VATS and open approach for left central bronchogenic carcinoma with carinal invasion: report of two cases[J]. J Cardiothorac Surg, 2015, 10: 76.

[27] NAKANISHI R, YAMASHITA T, MURANAKA K, et al. Thoracoscopic carinal resection and reconstruction in a patient with mucoepidermoid carcinoma[J]. J Thorac Cardiovasc Surg, 2013, 145(4): 1134-1135.

［28］HE J, WANG W, LI J, et al. Video-assisted thoracoscopic surgery tracheal resection and carinal reconstruction for tracheal adenoid cystic carcinoma［J］. J Thorac Dis, 2016, 8（1）: 198-203.

［29］QIU T, ZHAO Y, SONG J, et al. Two-port approached thoracoscopic carina reconstruction using natural bronchial bifurcation［J］. J Cardiothorac Surg, 2016, 11（1）: 147.

［30］GUIDO-GUERRERO W, BOLAÑOS-CUBILLO A, GONZÁLEZ-RIVAS D. Single-port video-assisted thoracic surgery（VATS）-advanced procedures & update［J］. J Thorac Dis, 2018, 10（Suppl14）: S1652-S1661.

［31］SEKHNIAIDZE D, GONZALEZ-RIVAS D, KONONETS P, et al. Uniportal video-assisted thoracoscopic carinal resections: technical aspects and outcomes［J］. Eur J Cardiothorac Surg, 2020, 58（Suppl_1）: i58-i64.

［32］LYSCOV A, OBUKHOVA T, RYABOVA V, et al. Double-sleeve and carinal resections using the uniportal VATS technique: a single centre experience［J］. J Thorac Dis, 2016, 8（Suppl3）: S235-S241.

［33］PENG G, CUI F, ANG K L, et al. Non-intubated combined with video-assisted thoracoscopic in carinal reconstruction［J］. J Thorac Dis, 2016, 8（3）: 586-593.

［34］BODNER J, WYKYPIEL H, WETSCHER G, et al. First experiences with the daVinci operating robot in thoracic surgery［J］. Eur J Cardiothorac Surg, 2004, 25（5）: 844-851.

［35］HU D, WANG Z, TANTAI J, et al. Robotic-assisted thoracoscopic resection and reconstruction of the carina［J］. Interact Cardiovasc Thorac Surg, 2020, 31（6）: 912-914.

［36］CARVALHO E D A, BONOMI D O, PINHOA J M, et al. Carinal resection via robotic surgery: a safe approach for selected cases［J］. J Bras Pneumol, 2020, 46（6）: e20200118.

［37］AGASTHIAN T. Initial experience with video-assisted thoracoscopic bronchoplasty［J］. Eur J Cardiothorac Surg, 2013, 44（4）: 616-623.

［38］THOMAS C P. Conservative resection of the bronchial tree［J］. J R Coll Surg Edinb, 1956, 1（3）: 169-186.

［39］DESLAURIERS J, GRÉGOIRE J, JACQUES L F, et al. Sleeve lobectomy versus pneumonectomy for lung cancer: acomparative analysis of survival and sites or recurrences［J］. Ann Thorac Sur, 2004, 77（4）: 1152-1156.

［40］YANG M, ZHONG Y, DENG J, et al. Comparison of Bronchial Sleeve Lobectomy with Pulmonary Arterioplastyversus Pneumonectomy［J］. Ann Thorac Surg, 2021, S0003-4975（21）00699-8.

［41］CHEN J, SOULTANIS K M, SUN F, et al. Outcomes of sleeve lobectomy versus pneumonectomy: A propensity score matched study［J］. J Thorac Cardiovasc Surg, 2020, S0022-5223（20）32394-1.

［42］LUIGI S, UGO C, MATILDE D S, et al. Video-assisted sleeve lobectomy for mucoepidermoid carcinoma of the left lower lobarbronchus: acasereport［J］. Chest, 2002, 121（2）: 635-636.

［43］OKADA M, SAKAMOTO T, YUKI T, et al. Hybrid surgical approach of video-assisted minithoracotomy for lung cancer: significance of direct visualization on quality of surgery［J］.

Chest, 2005, 128（4）: 2696-2701.

［44］KAMIYOSHIHARA M, IBE T, TAKEYOSHI I. Video-assisted thoracoscopic lobectomy with bronchoplasty for lung cancer: tip regarding bronchial anastomosis［J］. Gen Thorac Cardiovasc Surg, 2008, 56（9）: 476-478.

［45］KAMIYOSHIHARA M, NAGASHIMA T, IGAI H, et al. Video-assisted thoracic lobectomy with bronchoplasty for lung cancer, with special reference to methodology［J］. Interact Cardiovasc Thorac Surg, 2011, 12（4）: 534-538.

［46］NAKANISHI K. Video-assisted thoracic surgery lobectomy with bronchoplasty for lung cancer: initial experience and techniques［J］. Ann Thorac Surg, 2007, 84（1）: 191-195.

［47］HE J, SHAO W, CAO C, et al. Long-term outcome of hybrid surgical approach of video-assisted minithoracotomy sleeve lobectomy for non-small-cell lung cancer［J］. Surg Endosc, 2011, 25（8）: 2509-2515.

［48］KIM M P, ERNST A, DECAMP M M, et al. Endobronchial ultrasound-facilitated video-assisted lobectomy with wedge bronchoplasty for typical carcinoid tumor of the right middle lobe［J］. Chest, 2008, 133（6）: 1474-1476.

［49］MAHTABIFARD A, FULLER C B, MCKENNA R J. Video-assisted thoracic surgery sleeve lobectomy: a case series［J］. Ann Thorac Surg, 2008, 85（2）: S729-S732.

［50］LI Y, WANG J. Video-assisted thoracoscopic surgery sleeve lobectomy with bronchoplasty: an improve doperative technique［J］. Eur J Cardiothorac Surg, 2013, 44（6）: 1108-1112.

［51］LI Y, WANG J. Video-assisted thoracoscopic surgery sleeve lobectomy with bronchoplasty［J］. World J Surg, 2013, 37（7）: 1661-1665.

［52］LIU L, MEI J, PU Q, et al. Thoracoscopic bronchovascular double sleeve lobectomy for non-small-cell lung cancer［J］. Eur J Cardiothorac Surg, 2014, 46（3）: 493-495.

［53］JIAO W J, ZHAO Y, HUANG T, et al. Two-port approach for fully thoracoscopic right upper lobe sleeve lobectomy［J］. J Cardiothorac Surg, 2013, 8: 99.

［54］JIAO W J, ZHAO Y, WANG X, et al. Video-assisted thoracoscopic left upper lobe sleeve lobectomy combined with pulmonary arterioplasty via two-port approach［J］. J Thorac Dis, 2014, 6（12）: 1813-1815.

［55］GONZALEZ-RIVAS D, FERNANDEZ R, FIEIRA E, et al. Uniportal video-assisted thoracoscopic bronchial sleeve lobectomy: first report［J］. J Thorac Cardiovasc Surg, 2013, 145（6）: 1676-1677.

［56］GONZALEZ-RIVAS D, DELGADO M, FIEIRA E, et al. Double sleeve uniportal video-assisted thoracoscopic lobectomy for non-small cell lung cancer［J］. Ann Cardiothorac Surg, 2014, 3（2）: E2.

［57］SOULTANISK M, CHEN C M, CHEN J, et al. Technique and outcomes of 79 consecutive uniportal video-assisted sleeve lobectomies［J］. Eur J Cardiothorac Surg, 2019, 56（5）: 876-882.

［58］CHEN H, XU G, ZHENG B, et al. Initial experience of single-port video-assisted thoracoscopic surgery sleeve lobectomy and systematic mediastinal lymphadenectomy for non-small-cell lung cancer[J]. J Thorac Dis, 2016, 8(8): 2196-2202.

[59] SHAO W, PHAN K, GUO X, et al. Non-intubated complete thoracoscopic bronchial sleeve resection for central lung cancer[J]. J Thorac Dis, 2014, 6(10): 1485-1488.

[60] GAO H J, JIANG Z H, GONG L, et al. Video-Assisted Vs Thoracotomy Sleeve Lobectomy for Lung Cancer: A Propensity Matched Analysis[J]. Ann Thorac Surg, 2019, 108(4): 1072-1079.

[61] YANG Y, MEI J, LIN F, et al. Comparison of the Short-and Long-term Outcomes of Video-assisted Thoracoscopic Surgery versus Open Thoracotomy Bronchial Sleeve Lobectomy for Central Lung Cancer: A Retrospective Propensity Score Matched Cohort Study[J]. Ann Surg Oncol, 2020, 27(11): 4384-4393.

[62] XIE D, DENG J J, GONZALEZR D, et al. Comparison of video-assisted thoracoscopic surgery with thoracotomy in bronchial sleeve lobectomy for centrally located non-small cell lung cancer[J]. J Thorac Cardiovasc Surg, 2021, 161(2): 403-413.

[63] ZHOU S J, PEI G T, HAN Y, et al. Sleeve lobectomy by video-assisted thoracic surgery versus thoracotomy for non-small cell lung cancer[J]. J Cardiothorac Surg, 2015, 10: 116.

[64] WU L, WANG H, CAI H, et al. Comparison of Double Sleeve Lobectomy by Uniportal Video-Assisted Thoracic Surgery(VATS) and Thoracotomy for NSCLCT reatment[J]. Cancer Manag Res, 2019, 11: 10167-10174.

[65] XIE D, ZHONG Y, DENG J, et al. Comparison of uniportal video-assisted thoracoscopic versus thoracotomy bronchial sleeve lobectomy with pulmonary arterioplasty for centrally located non-small-cell lung cancer[J]. Eur J Cardiothorac Surg, 2021, 59(5): 978-986.

[66] ZHONG Y, WANG Y, HU X, et al. A systematic review and meta-analysis of thoracoscopic versus thoracotomy sleeve lobectomy[J]. J Thorac Dis, 2020, 12(10): 5678-5690.

[67] DENG H Y, QIU X M, ZHU D X, et al. Video-Assisted Thoracoscopic Sleeve Lobectomy for Centrally Located Non-small Cell Lung Cancer: A Meta-analysis[J]. World J Surg, 2021, 45(3): 897-906.

[68] SCHMID T, AUGUSTIN F, KAINZ G, et al. Hybrid video-assisted thoracic surgery-robotic minimally invasive right upper lobe sleeve lobectomy[J]. Ann Thorac Surg, 2011, 91(6): 1961-1965.

[69] NAKAMURA H, TANIGUCHI Y, MIWA K, et al. A successful case of robotic broncho plastic lobectomy for lung cancer[J]. Ann Thorac Cardiovasc Surg, 2013, 19(6): 478-480.

[70] CERFOLIO R J. Robotic sleeve lobectomy: technical details and early results[J]. J Thorac Dis, 2016, 8(Suppl2): S223-S226.

[71] LIN M W, KUO S W, YANG S M, et al. Robotic-assisted thoracoscopic sleeve lobectomy for locally advanced lung cancer[J]. J Thorac Dis, 2016, 8(7): 1747-1752.

[72] PAN X, CHEN Y, SHI J, et al. Robotic Assisted Extended Sleeve Lobectomy After Neoadjuvant Chemotherapy[J]. Ann Thorac Surg, 2015, 100(6): e129-e131.

[73] ZHAO Y, JIAO W, REN X, et al. Left lower lobe sleeve lobectomy for lung cancer using

the DaVinci surgical system［J］. J Cardiothorac Surg, 2016, 11（1）: 59.

［74］ZHAO Y D, CHEN H Q, QIU T, et al. Robotic-assisted sleeve lobectomy for right upper lobe combining with middle lobe resection of lung cancer［J］. J Vis Surg, 2016, 2: 178.

［75］PAN X F, GU C, WANG R, et al. Initial Experience of Robotic Sleeve Resection for Lung Cancer Patients［J］. Ann Thorac Surg, 2016, 102（6）: 1892-1897.

［76］GU C, PAN X F, CHEN Y, et al. Short-term and mid-term survival in bronchial sleeve resection by robotic system versus thoracotomy for centrally located lung cancer［J］. Eur J Cardiothorac Surg, 2018, 53（3）: 648-655.

［77］PAN X F, GU C, YANG J, et al. Robotic double-sleeve resection of lung cancer: technical aspects［J］. Eur J Cardiothorac Surg, 2018, 54（1）: 183-184.

［78］QIU T, ZHAO Y, XUAN Y, et al. Robotic-assisted double-sleeve lobectomy［J］. J Thorac Dis, 2017, 9（1）: E21-E25.

［79］JIAO W, ZHAO Y, QIU T, et al. Robotic Bronchial Sleeve Lobectomy for Central Lung Tumors: Technique and Outcome［J］. Ann Thorac Surg, 2019, 108（1）: 211-218.

［80］QIU T, ZHAO Y D, XUAN Y P, et al. Robotic sleeve lobectomy for centrally located non-small cell lung cancer: A propensity score-weighted comparison with thoracoscopic and open surgery［J］. J Thorac Cardiovasc Surg, 2020, 160（3）: 838-846.

［81］张斯渊, 董信春, 苟云久, 等. 达芬奇机器人辅助支气管袖式肺叶切除术的围术期疗效和安全性分析［J］. 中国胸心血管外科临床杂志, 2020, 27（10）: 1145-1149.

［82］张双平, 郭石平, 廉建红, 等. 全胸腔镜支气管袖式肺叶切除术治疗中心型非小细胞肺癌效果及安全性［J］. 肿瘤研究与临床, 2020, 32（1）: 27-31.

［83］杨德松, 周勇, 王文祥, 等. 全胸腔镜支气管袖式/成形肺叶切除治疗中央型肺癌120例［J］. 中国微创外科杂志, 2020, 20（5）: 401-404.

［84］王奕洋, 王喆歆, 陈亮, 等. 三维单孔胸腔镜支气管袖状切除经验［J］. 中华胸心血管外科杂志, 2020, 36（9）: 528-532.

［85］王希龙, 许世广, 刘博, 等. 机器人肺叶袖式切除成形及支气管成形术的可行性及质量控制［J］. 中国胸心血管外科临床杂志, 2020, 27（2）: 190-194.

［86］瞿冀琛, 朱余明, 丁嘉安, 等. 连续26例单孔胸腔镜复杂袖式肺切除的手术技术及效果分析［J］. 中华腔镜外科杂志（电子版）, 2020, 13（2）: 86-91.

［87］赵峻, 李嘉根, 曾庆鹏, 等. 单孔胸腔镜肺叶袖状切除术治疗肺癌10例［J］. 中华胸心血管外科杂志, 2019, 35（7）: 425-427.

［88］杨德松, 王文祥, 周勇, 等. 全胸腔镜袖式肺叶切除治疗中央型肺癌的学习曲线［J］. 中华胸心血管外科杂志, 2019, 35（7）: 385-389.

［89］瞿冀琛, 朱余明, 赵德平, 等. 单孔全胸腔镜下袖式肺叶切除术114例临床分析［J］. 中华外科杂志, 2018, 56（12）: 938-940.

［90］潘茂杰, 高会江, 蒋志慧, 等. 基于倾向性评分匹配法的胸腔镜与开放袖式肺叶切除术近期与远期疗效比较［J］. 中华外科杂志, 2018, 56（7）: 533-537.

［91］何开明, 戴天阳, 蒲江涛, 等. 电视胸腔镜手术中心性非小细胞肺癌支气管袖式切除的病例对照研究［J］. 中国胸心血管外科临床杂志, 2018, 25（10）: 914-916.

［92］朱余明,张轶,姜格宁,等.支气管成形肺叶切除术治疗218例非小细胞肺癌［J］.中华胸心血管外科杂志,2008,24（4）:228-230.

［93］尹荣,许林,邱宁雷,等.肺癌主支气管癌的全胸腔镜支气管成形术［J］.中华胸心血管外科杂志,2013,29（2）:78-81.

［94］马千里,刘德若,郭永庆,等.非小细胞肺癌袖式肺叶切除术后的预后因素分析［J］.中华胸心血管外科杂志,2016,32（2）:108-109,112.

［95］卢喜科,张逊.非小细胞肺癌的袖式肺叶切除与全肺切除［J］.中华胸心血管外科杂志,2008,24（6）:411-412.

［96］李运,李剑锋,王俊.全胸腔镜袖式支气管成形术［J］.中华胸心血管外科杂志,2012,28（9）:513-515.

［97］郭天兴,潘小杰,叶明凡,等.单操作孔胸腔镜下支气管肺叶袖式切除术5例［J］.中华胸心血管外科杂志,2017,33（7）:437-438.

［98］陈乾坤,姜格宁,丁嘉安,等.气管袖式全肺切除治疗中央型支气管肺癌［J］.中华胸心血管外科杂志,2012,28（3）:129-131.

［99］王宇飞,张满,马英,等.胸腔镜袖式肺叶切除治疗中央型肺癌4例［J］.中华胸部外科电子杂志,2016,3（4）:247-249.

［100］潘旭峰,顾畅,傅世杰,等.扩大袖型切除术治疗中央型肺癌30例经验总结［J］.中华胸部外科电子杂志,2017,4（4）:204-208.

［101］张轶,朱余明,鲍熠,等.全胸腔镜下袖式肺叶切除术治疗支气管肺癌四例［J］.中华外科杂志,2012,50（9）:859-860.

［102］邵文龙,刘伦旭,何建行,等.胸腔镜辅助小切口肺血管-支气管成形术治疗中央型肺癌139例分析［J］.中华外科杂志,2007,45（22）:1530-1532.

［103］黄俊,陈汉章,徐鑫,等.完全电视胸腔镜左上肺支气管袖状成形同期肺动脉袖状成形术二例.中华外科杂志,2015,53（3）:221-223.

［104］林磊,蒋雷.单孔胸腔镜肺叶袖式切除术伴血管成形术二例［J］.中华外科杂志,2017,55（8）:632-634.

［105］刘吉福,王树寿,李文,等.隆凸与右上肺叶袖式切除后隆凸上移气管成形治疗中心型肺癌二例［J］.中华外科杂志,2006,44（10）:717-718.

［106］高胜利,庞作良,阿地力,等.中心型肺癌支气管袖状切除的气道重建［J］.中华肿瘤防治杂志,2007,14（18）:1410-1411.

［107］王立玉,张百江,彭龙祥,等.肺叶袖状切除和肺动脉成形术治疗支气管肺癌33例［J］.中华肿瘤防治杂志,2007,14（12）:944-945.

［108］王巍.袖状肺叶切除术治疗中心型肺癌的临床观察［J］.中华肿瘤防治杂志,2008,15（17）:1357-1357.

［109］王国范,张百江,李道堂,等.支气管肺动脉联合成形术治疗中心型非小细胞肺癌［J］.中华肿瘤杂志,2004,26（1）:55-57.

［110］赵波,付向宁,孙威,等.气管隆凸主支气管肿瘤的外科治疗［J］.中华肿瘤杂志,2006,28（6）:464-466.

［111］于长海,王云喜,初向阳,等.支气管成形术治疗肺癌的远期临床观察［J］.中华

医学杂志, 2003, 83（19）: 1668-1670.

［112］韩毅, 于大平, 周世杰, 等 . 全胸腔镜袖式支气管肺叶切除治疗中心型肺癌临床分析［J］. 中华医学杂志, 2013, 93（23）: 1836-1837.

［113］何建行, 杨运有, 陈汉章, 等 . 胸腔镜辅助小切口肺血管／支气管成形术治疗肺肿瘤［J］. 中国肺癌杂志, 2007, 10（4）: 301-305.

［114］王晓飞, 赵艳东, 张良栋, 等 . 两切口全胸腔镜支气管袖式肺叶切除术治疗肺癌［J］. 中国胸心血管外科临床杂志, 2015, 22（8）: 770-772.

［115］杨德松, 周勇, 梁剑平, 等 . 全胸腔镜下支气管／肺动脉切除成形肺叶切除术治疗中央型肺癌［J］. 中国微创外科杂志, 2017, 17（10）: 887-889, 896.

［116］潘宴青, 杨如松, 邵丰, 等 . 完全胸腔镜支气管袖式成形肺叶切除术治疗中央型肺癌［J］. 中国微创外科杂志, 2016, 16（1）: 53-56.

［117］胡志亮, 姜波, 李震, 等 . 单操作孔胸腔镜下支气管袖式切除肺癌根治术 5 例报告［J］. 中国微创外科杂志, 2016, 16（5）: 414-417.

［118］朱曙生, 范骏, 周悦, 等 . 全胸腔镜支气管袖式肺叶切除术治疗中央型肺癌的疗效［J］. 江苏医药, 2016, 42（24）: 2692-2695.

［119］韩毅, 肖宁, 刘志东 . 全胸腔镜袖式支气管肺叶切除肺动脉成形的初步探讨［J］. 中华肺部疾病杂志（电子版）, 2013, 6（3）: 47-48.

［120］高长青 . 机器人外科学［M］. 北京: 人民卫生出版社, 2015: 10-26.

［121］WangSM. Theroboticthoracicsurgery［M］. 香港: AME 出版社, 2015: 31-60.

［122］李鹤成, 项捷 . 瑞金胸外机器人手术学［M］. 香港: AME 出版社, 2016: 119-151.

［123］赵珩, 高文 . 胸外科手术学［M］. 北京: 人民卫生出版社, 2017: 407-438.

［124］王俊 . 全胸腔镜肺切除规范化手术图谱［M］. 北京: 人民卫生出版社, 2013: 1-33.

［125］李简, 龙志强 . 全胸腔镜下支气管成形肺叶切除术［M］. 郑州: 河南科学技术出版社, 2015: 113-178.

［126］孙玉鹗, 王天佑 . 临床技术操作规范胸外科学分册［M］. 北京: 人民军医出版社, 2013: 35-59.